健康ライブラリー
スペシャル

自閉症は
漢方で
よくなる!

飯田医院院長 飯田 誠

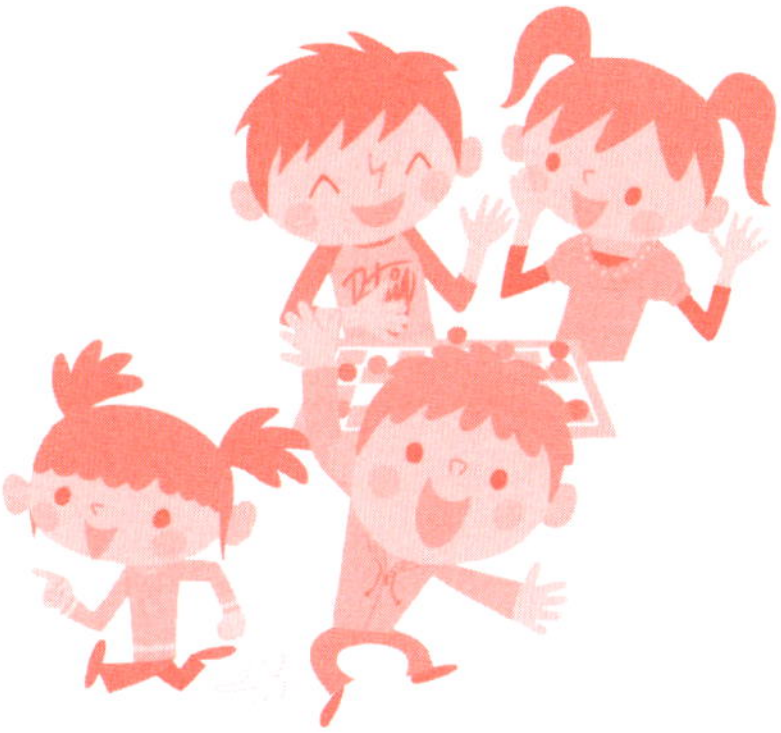

講談社

推薦のことば——もう少しラクに、楽しく生きていける道を

中川信子（言語聴覚士）

私は、言語聴覚士です。障害のあるお子さんとその親御さんとお会いするのが仕事ですから、自閉症やそれに近い特性を持つお子さんたちとも多くお会いします。人との望ましい関係の構築のために、できる範囲の援助はしているつもりですが、でも、親御さんの生活上の困難は予想以上に多いのです。本人が望んでそうしているのではないのに、周囲を困らせるような行動が起き、親御さんが消耗し、親子の関係が悪化し、二次的な心理的障害の循環にはまってゆくのを見ているのはつらいものです。

そんなとき、お子さんの行動の改善、そして親子関係の改善の糸口を作るために、漢方薬の可能性があると思います。もちろん、「治るなら病気、治らないから障害」と言われるとおり、西洋薬、漢方薬を問わず、薬によって自閉症という障害が「治る」とは思いません。でも、私の周囲には、飯田誠先生に処方していただいた漢方薬を飲み始めて以来、

顕著な変化を遂げたお子さんが何人もいます。顕著な変化はないけれど、「何となくラク」そうになったお子さんもさらに多くいます。

とても印象に残っているお嬢ちゃんがいます。はじめて相談にいらしたときはたしか3歳すぎでした。ことばは達者で、発達の遅れはない。でも、キイキイかんしゃくがひどく、お母さんに言わせると「凶暴なんです！」とのこと。機嫌の悪いときは、他の子を「いきなり蹴飛ばしたり、目を突こうとする」ので危なくて困る……とのこと。

ままごとで遊びながらも、動きはガチャガチャしていて、なんともいえない緊張感が漂っています。彼女が近づいて来ると、思わず身構えずにはいられません。ドシン！とぶつかってくるかもしれないからです。ぶつかった瞬間に引っかかれないとも限らない。身体の周り全体に、ギザギザ尖った空気が立ち込めている感じ。思わず「これは、大変ですねぇ」と心の中で言いました。お母さんに飯田医院と漢方治療のことを情報提供すると、「早速行ってみます！」とのこと。3ヵ月後に再度お会いしたお嬢ちゃんは、なんだか別人のようでした。ギザギザ尖った空気は一変。ふんわり柔らかく、にっこりした可愛らしいお嬢ちゃんがそこにいました。動き方もごく自然で。

お母さんにそう言うと、「そうなんです。なんだか、家に小さい女の子がいるな、って感じなんです。この子が生まれてから、こういう気分になれたのは、初めてです。いつも私、振り回されて、緊張してクタクタでしたから……」とおっしゃっていました。

このような「なんとなくちがってきた感じ」というのは、数量化して証明することができません。科学的じゃないだの、気のせいだのと言われればそれまでです。でも、私は、そういう、「何となくラクになってきた」という感じこそ、障害をかかえつつ、共に生きていかなければならない親子にとって、本当に必要なことなのではないかと思うのです。

漢方を飲み始めて程なく、「最近、夜、寝てくれるようになって、ほんとにラクで、大助かりです！　よく寝られるせいか、昼間も機嫌がよくて」と話してくださる親御さんは少なくありません。その明るい顔が物語るのは、「本当はこの子をかわいがりたいのに、（寝不足にさせられて、身体がつらくて）かわいいと思えない。親なのに、かわいいと思えない自分がつらい」という思いから抜け出すことのできた喜びと、子どもが気分よさそうに暮らしてくれるようになったことへの親としての喜びなのだと思います。

また、「子どもが何となくリラックスした感じなんです。そうすると、私たちもイライラせずにすむので、助かります」とおっしゃる親御さんもありました。

漢方薬が中枢神経系の働きにどういう機序で作用するのか、私には分かりませんが、本人がつらく、また、家族が苦戦している場合、漢方薬の助けを借りて、本来のよい関係を取り戻すことができたらいいな、と思います。

お母さんたちとは「飯田先生も、もう、ご高齢。万一のことがあったら本当に心配。どなたか、代わって処方してくださる方がいるといいのだけれど。それと先生の〝さじ加減〟も、伝わるといいのにね」と常々話していました。

飯田先生は、お会いする度に、ますますお元気そうなので、〝万一〟のことは、当分起きそうには思えませんが、今回、先生の〝さじ加減〟も含めて、自閉症への漢方治療の試みが一冊の本になることは、喜びにたえません。

一方、漢方の考え方や知識が広く行き渡っているとは言いがたい日本で、このような本が出ることが、自閉症の漢方治療への過大な期待をあおったり、西洋薬と同じ感覚での投薬を求める保護者が現れて混乱をきたすことへの心配も、正直いってあります。飯田先生と同じほどの豊富な臨床経験と、深い漢方知識を持った先生が、それこそ、孫悟空の分身みたいに一気にたくさん現れてくれるといいのですが……。

飯田先生との出会いは偶然でした。たまたま、ある月刊誌で飯田先生の連載記事を見つけて、「この先生は、お医者さんなのに、療育の現場のことをよくご存じなんですね。お会いしてみたいわ」と同僚に何気なく話したところ、「あら、調布で開業しておられるのよ。内科で、漢方も出してくださるの」と教えてくれたのでした。

ちょうど花粉症に苦しんでいた時期だったので、早速、飯田先生の診療所に行って漢方薬を出していただきました。通ううちに、西洋薬と漢方薬の両方をよくご存じの先生の処方の選択肢の広さ、深さを実感するようになりました。

そのうちに、先生の自閉症への漢方治療の試みの経過と、大柴胡湯《だいさいことう》を最初のチョイスとしていること、さじ加減としていろいろなバリエーションがあることを話していただくようになりました。先生は、自閉症や、知的な遅れのある人たちの「生活」をしっかりご存じです。お医者さんにありがちの上から目線ではありません。日本全国から定期的に通って来る患者さんが多いのも驚きでした。薬の処方に際して「問題行動を押さえ込む！」という姿勢ではなく、「これが効いて、ラクになるといいね」という、いわば、ちょっと「〝祈り〟をこめて差し出している」ように感じることがあります。

この方なら信用してもよさそうだ、そう思えるようになりました。名医だと思っています。私も私の家族も、先生にずいぶん助けられてきました。

とはいえ、私はセラピストですし、先生はお医者さんです。対象者を見る視点にも、ずいぶんちがうところがあります。自閉症論も含めて、先生のすべてのお考えに、賛同しているわけではありません。

また、この本に紹介された改善例のすべてが、漢方薬のためだけで起きたと言い切るにはムリもあるでしょう。特に低年齢のお子さんの場合には、もしも、漢方を飲まなかったとしても、年齢の進行と、環境との相互作用により改善した可能性は残されています。

それから、データが偏っている、という批判もあたっているといえます。なぜなら、私もそうですが、先生の所に通い続ける人は、先生を信頼し、効果を感じている人に限られます。しばらく飲んでも変化がないから、と通わなくなる人もいますし、一度は来たけれど後が続かない人、先生と波長が合わなくて続かなかった人、いろいろです。

中断してしまった人について、先生は、「もうちょっと続けてくれれば、変化したかもしれないのに……」と残念そうです。一見したところ、とっつきにくく、ぶっきらぼうに見える先生の心優しさにじかに触れるような気がするのはこんなときです。

先生のおっしゃる通り、もうちょっと続けてみれば変化があったかもしれないし、続けてみても変化しなかったかもしれません。この本を読まれる方は、そういう「そうかもしれないけれど、そうではないかもしれない」という距離を置いた考え方で読んでください。過剰な期待を受けることは、漢方薬が広がるための益にはならないかもしれませんから。

このようないくつかの危惧にもかかわらず、私は、漢方薬が医師の処方の選択肢の中に入ることを願っています。自閉症を克服したり治したりはできなくても、自閉症を持ちつつも、親子でもう少しラクに、楽しく生きていく道を探すために、この本が、最初の一歩になってくれるよう、私は心から応援します。

自閉症は漢方でよくなる！　目次

第2章　自閉症とまちがえやすい症状と診断

第5章　18の実例からわかる漢方治療の実態

第6章　薬ではどうにもならないことと対処法

装丁／松本　桂
装画／浅羽壮一郎
本文イラスト／秋田綾子
本文レイアウト／長橋誓子

はじめに

私は昭和32年（1957年）から児童精神医学の勉強を始め、4年後の昭和36年、国立精神衛生研究所【現 国立精神・神経医療研究センター精神保健研究所】に精神薄弱部【現 知的障害研究部】が新設されるにともなって、精神薄弱部に就任、主に精神薄弱（現在は「精神遅滞」と言われています）と自閉症の精神病理学（精神構造と思ってよい）の研究と治療に当たってきました。

その後、昭和61年（1986年）に飯田医院を開業して現在に至ります。

自閉症の研究では、他の多くの研究者がしているように、つねに世界の情報に目をひからせ、自閉症に有効という薬の発表があれば、すぐ飛びついて追試を行ってきましたが、いずれも期待はずれで、がっかりするばかりでした。

ところがあるとき、漢方（民間薬）で精神病が治ったという話を、子どものころに聞いたことをフッと思い出したのです。それで自閉症にも効くかもしれない、と漢方を独学で勉強し始めたのですが、むずかしくて困っていました。

やがて昭和51年（1976年）以降、医療用漢方製剤が健康保険で使えるようになりました。一般診療でも使えるようになったため、あちこちで医療者向けの講習会が開かれるようになりました。私も片っ端から講習会に出て、初歩的勉強をしました。講習会のたびに、講師の先生に、自閉症に漢方治療をしたいのだが、どんな薬を使えばよいかをたずねてみましたが、漢方にはエキスパートでも、自閉症という障害についてのことを知っている先生はいませんでした。

しかたなく、独自に漢方の効果をしらべて、疳《かん》の虫《むし》の薬、夜驚症《やきょうしょう》の薬、ヒステリーの薬、不眠症の薬、神経症の薬等、精神神経系の症状に有効とされる薬方をつぎつぎと試してみましたが、どれもほとんど効果がありません。

やっぱり漢方もだめか、とあきらめかけていたところ、緊張が高く、夜間騒いで眠らないという自閉症の中学1年生の男の子が来院しました。

家族も困ってしまって、母親が連れて来たのです。平成4年（1992年）のことでした。

精神安定剤と睡眠誘導剤を処方しましたが、効果がありません。もっと薬の量を増やしてほしいとのお母さんの要望で、どんどん増量していきました。その結果、夜は眠るようになり、昼間も比較的穏やかになりましたが、こんどは薬物性肝障害が起こってきました。薬を減らせばよいのですが、それは困るとお母さんが訴えます。そこで肝臓の機能をよくする目的で漢方薬の「大柴胡湯《だいさいことう》」を処方しました。

その後、次の薬を取りに来たお母さんの口から第一に出た言葉に、私はハッとさせられました。

「先生、あの漢方を飲むようになってから、夜の眠りが前よりよくなったような気がします」

漢方医学では「気《き》、血《けつ》、水《すい》」という3つの流れがあります。「気」は生命力や生命エネルギー、「血」は血液や栄養、「水」は人体に必要な水分や体液を表します。そのうち気の流れる道が12本あり、それを「十二経絡」と言って、それぞれが内臓を通って流れています。

肝臓を通って気が流れている経絡を「肝経《かんけい》」と言い、肝臓が気の流れを調節していると想定されています。この肝臓の機能が障害されて、気が肝臓にたまると「肝気鬱結《かんきうっけつ》」と言い、怒りやすく、イライラしやすく、ヒステリックになるなどの精神症状が出てくるとされているのです。

そして、この症状を抑える漢方には「大柴胡湯」や「四逆散《しぎゃくさん》」があります。「大柴胡湯」や「四逆散」は肝臓にたまった気の流れをよくする作用があり、それを「疎肝解鬱《そかんかいうつ》」と言います。

私は自閉症の子どもにつぎつぎと漢方を処方していながら、「大柴胡湯」を見落としていたのでした。その後、彼はじょじょに穏やかになり、夜も眠れるようになったため、家族が悩まされることがなくなりました。

これをきっかけに、私の漢方治療が大きく展開することになりました。

第1章

自閉症の人はなぜ変わった行動をするのか

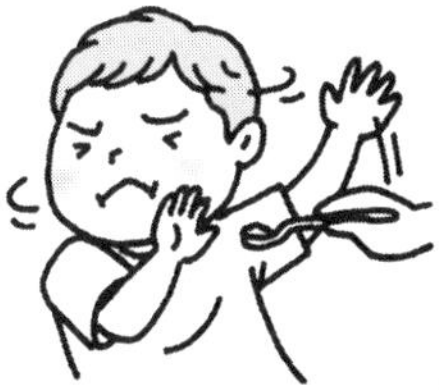

自閉症は引きこもりとは違う

自閉症のことをその字から、自分の部屋に閉じこもってしまういわゆる「引きこもり」と思っている人がいるようですが、自閉症はギリシャ語で自己、Autosということばに由来するAutismという精神医学用語の訳です。

Autismを直訳すれば自己主義という意味になりますが、哲学用語としての規定では、自己の内的空想的世界の中で生活しており、外界との交渉調和に対して関与せずという態度をとることを意味します。また臨床精神医学の始祖、ブロイラーは、このAutismを早発性痴呆（現在の統合失調症）の主徴候と位置づけました。

したがって自閉症とは、自分が行きたければ、どこへでも行きますが、家族や世間一般にはまったく無関心で、社会的、常識的な客観的判断を無視した状態、さらに他人の感情などが理解できず、コミュニケーションがとれない状態を言います。家の中に閉じこもっていることはありません。

一方、引きこもりとは、社会へ出て行けない状態のことです。性格的に耐性が弱く、傷つきやすいために家の中に逃げ込んでしまうケースが多く、けっして外界に関心がないわけではありません。したがって、コミュニケーションは一般の人と同じようにとれますし、自分の弱点も知っている場合もあり、自閉症という障害とはあきらかに異なります。

感覚の感度にはだれでも個人差がある

自閉症の子どもの多くには、さまざまな奇妙な行動が見られます。その行動の理由については、なぜか納得のいく説明がほとんどありません。

私が知る限り、わが国では盲学校の先生が書いた「視覚障害と自閉性行動」についての論文があるだけです。そこには、視覚障害の子どもが自分の目をたたいたり、目の前で手をひらひらさせたりする行動（Blindism：ブラインディズム）が、自閉症の子どもの行動と似ているといった、現象の観察が述べられていました。しかし、なぜそのような行動をするのかという考察まで十分に掘り下げたものではありません。

脳性麻痺の治療、ドーマン法で有名なフィラデルフィアの人間能力開発研究所（創立者：グレン・ドーマン）の副所長であったカール・デラカートという教育学者が彼の著書

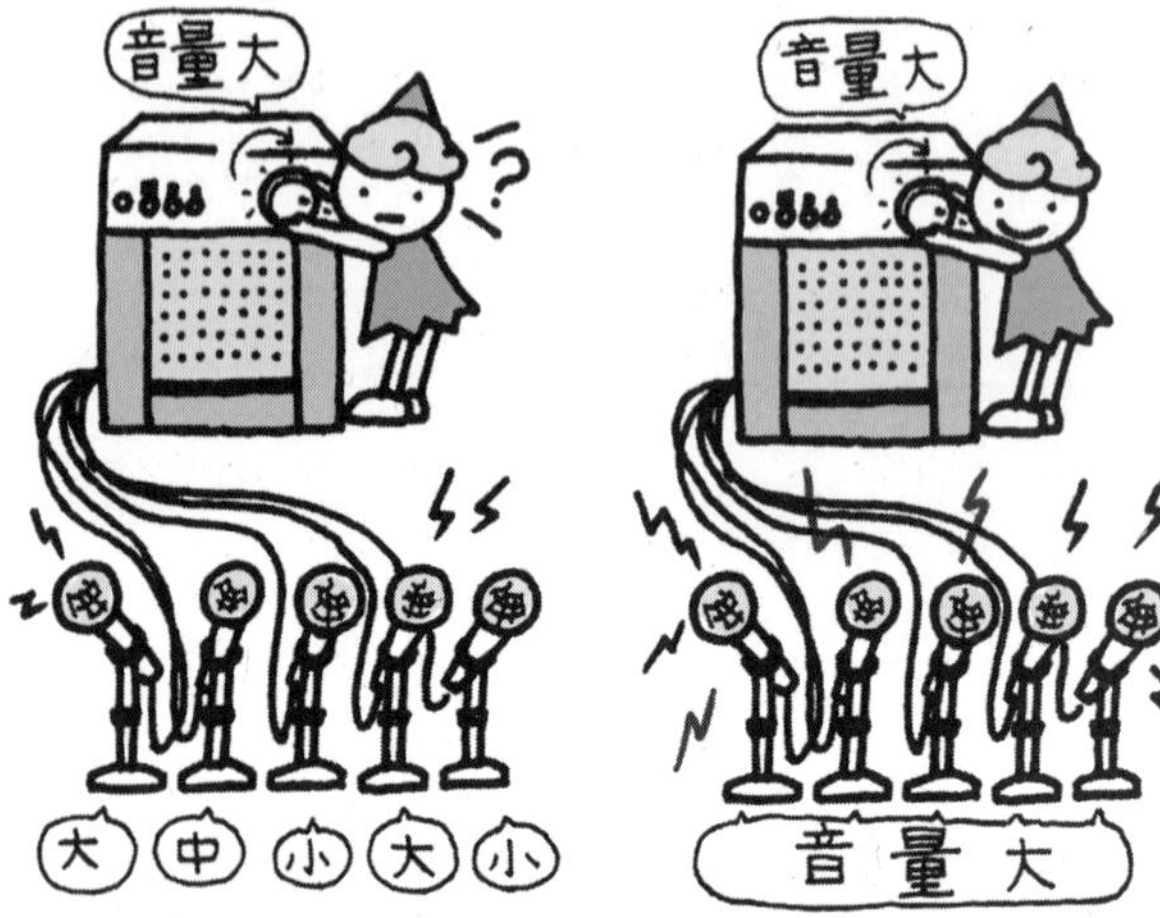

図１　自閉症の場合は５つの受容器がバラバラの反応を示す
受容体をマイクにたとえてみると、通常は音量を大きくすれば５本のマイクはすべて音量が大きくなる。ところが自閉症の場合は、この５本のマイクがみな違った音量になってしまう状態

『さいはての異邦人』（阿部秀雄訳／風媒社／１９８１）でそれらの行動を「自閉症の脳障害の症状」として説明していますが、私には納得できる説明とは思えません。

もし脳障害であるなら、５つの受容器（感覚器官）から入ってくる情報に対して同じように反応するはずです。たとえば、脳の興奮が高くなれば、視覚、聴覚、触覚、味覚、嗅覚の５つの感覚がすべて過剰に鋭敏な反応をするはずです。脳の興奮が下がれば、同じように５つの感覚すべての反応が低下するでしょう。

ところが、自閉症の人の場合は、聴

覚は鋭敏だけど味覚は普通、触覚は鈍い、というように5つの感覚それぞれが違った反応を示すのです。ということは、5つの受容器の〝感度〟がそれぞれ違うことを示唆していると考えるべきなのです。

「君子危うきに近寄らず」という諺《ことわざ》があります。しかし、危ういかどうかは情報が入らないと判断できません。私たちは、視覚、聴覚、触覚、味覚、嗅覚の5つの感覚によって、外界の情報を集め、それを大脳でコンピュータのように処理をして、状況判断をし、適応行動をとっています。

ところが、5つの受容器（情報収集器官）には鋭敏な人から鈍感な人まで感度に個人差があります。たとえば、聴覚についてみても、一般の人には聞こえない高い音や小さい音が聞こえる人がいます。音楽家にはこのような人が多くいます。一方、聴覚障害の人や音痴と言われる人には、一般の人が聞こえる音が聞こえません。視覚においても同じことが言えます。画家には色彩、形態、明暗などに鋭敏な感覚をもっている人が多くいます。

また受容器が鋭敏すぎると、同じ情報でも感じすぎるので、情報過多となります。たとえば、かなりの騒音に対しても、普通の人はうるさくても、ストレスにまではなりませんが、聴覚の鋭敏な人ではストレスになり、いろんな障害が起こります。

私がそれに気がついたのは、かなり古い話ですが、東京オリンピック（1964年）から少したったころで、『現代の映像』というTV番組を見たことがきっかけでした。その内容は、静岡県の静かな田園地帯を東名高速が通過するようになって、昼夜を問わず爆音にさらされるようになったことで起こった社会問題を扱ったものでした。

人々は一様にうるさいと言うのですが、そうはいっても、まったく身体には影響を受けていない人から、高血圧、胃潰瘍、不眠症、そしてひどい人では緑内障まで発病した人が出たのです。

道路からの距離で騒音に差はありますが、それにしても、これだけ被害に差が出るということは、受け取る側にも差があることを示唆しています。そこで、私はどんなところでも熟睡できる鈍感な人、普通の人、神経質（緊張が高い）で場所によって眠れない人、さらに神経質で旅行のたびに睡眠薬がないと眠れない人、そしてその先に自閉症の人がいて、何もなくても眠れない人、という図式が成り立つのではないかと、考えるようになりました。

一方、聴覚が鈍いと騒音を感じないから安定するであろうと思うと、それがそうではないのです。一般にわれわれはいろんな生活雑音の中に浸っているほうが、安心して気持ちが落ち着くと考えられています。このような生活雑音のことをグレン・ドーマンはホワイトノイズと言っています（一般的にはホワイトノイズは放送後のTVのザーというような音で、あらゆる周波数を含んだ雑音）。

感覚が鋭敏すぎるか、鈍感すぎるか

自閉症の人を見ていると、視覚、聴覚、触覚、味覚、嗅覚の5つの感覚がそれぞれに「過敏」「普通」「鈍感」のいずれかに分かれることが、かなりはっきりしています。

生まれながらに生理的に持っている、5つの感覚が鋭敏すぎる場合と、鈍感すぎる場合に起こる行動が自閉症の人たちにとっては大きな問題になりますので、解説をしておきます。

親は自分の子の奇妙な行動に悩まされ、何とかならないかと思うのですが、原因がわからないので、専門家に質問します。

自閉症の子どもをよく観察したり、どんなときにどんな行動をとるかを、親から細かく聞いていれば、しだいにわかってくるものですが、机上論ばかりしている学者は、子どもをよく見ていないので答えられません。仕方なく学者の知識で格好のよい答えを作りだしてしまい、なかにはもっともらしい解釈もあります。一例では、

「バイバイをするときに、自分の手のひらを相手のほうに向けないで、自分のほうに向けるのはなぜでしょう?」というお母さんの質問に対して、

「字を書き始めた子どものなかに、左右が逆になる、鏡文字を書く子がいます。バイバイの例も同じことで〝脳の機能の問題〟なんです」

などと専門家らしく、ひと捻りした解釈をして親を煙にまいてしまいます（31ページを参照）。そういうこともないわけではありませんが、もっとナイーブな反応としてとらえるべきです。

では、感覚に対する反応（行動）を聴覚の例をあげて考えてみましょう。

新生児には聴覚は備わっていますが、経験と知識は白紙のはずです。神経の感受性には個人差がありますから、生まれながらに敏感な聴覚を持っている新生児は音に敏感であるはずです。

実際、新生児の中には音に敏感な赤ん坊がいて、新生児室のドアがバタンと閉まる音で

ビクッとする子が必ずいます。この場合は、その音がドアが閉まった音であるということが、その子にはまだ理解できていないので、純粋に音に反応しただけです（純粋聴覚刺激反応）。

このように聴覚だけでなく5つの感覚に対して、新生児がそれぞれに何らかの反応を示した場合、そこにはまだ社会的意味も、文化的意味もありません。一方、自閉症の子どもには、このような神経生理学的である純粋感覚刺激反応としての行動が、その後も続いていると思われる行動がいくつもあります。たとえば目の前で手をひらひらさせる行動もそうです。

こうした感覚の障害による行動にはさまざまな特徴がありますが、単純な生理的反応としての行動ですから、子どもは意外と同じような行動をとります。

このような意味のない生理学的行動は大きく2つに分けられます。

1つは、感覚が敏感すぎるために起こる行動、「感覚刺激回避行動」です。

もう1つは感覚が鈍いために起こる行動、「感覚刺激要求行動」です。この行動は、不足している外界からの刺激を自ら補足する行動で、聴覚障害児や視覚障害児にもしばしば見られますが、早期訓練で消えていきます。

さて、つぎに5つの感覚のそれぞれについて、自閉症の人たちによく見られる行動（感覚刺激回避行動、感覚刺激要求行動）について解説をしましょう。

①視覚が鋭敏なために起こる行動

視覚には「視力」「形態」「色彩」「明暗」のそれぞれ独立した感覚があります。

これらの独立した感覚で特に「色彩」と「明暗」の感覚に優れていた人に、「裸の大将」と呼ばれた山下清がいます。

彼の知的能力は7歳程度でしたから、その独得な画面構成は稚拙《ちせつ》でしたが、とくに色彩面で鋭い感覚がありました。その絵の才能は「八幡学園」で伸ばされ有名になりました。

＊最近、彼のことをアスペルガー症候群という人がいますが、実際に彼に接したことがない人が想像で勝手なことをいうと、それがいつのまにか事実とされる可能性があるので訂正しておきます。彼は軽度の知的障害者です。

さて、一般的に視覚が鋭敏な自閉症の子がよくする単純視覚遊びには次のようなものがあります。

・辞書や電話帳や地図ばかり見ている

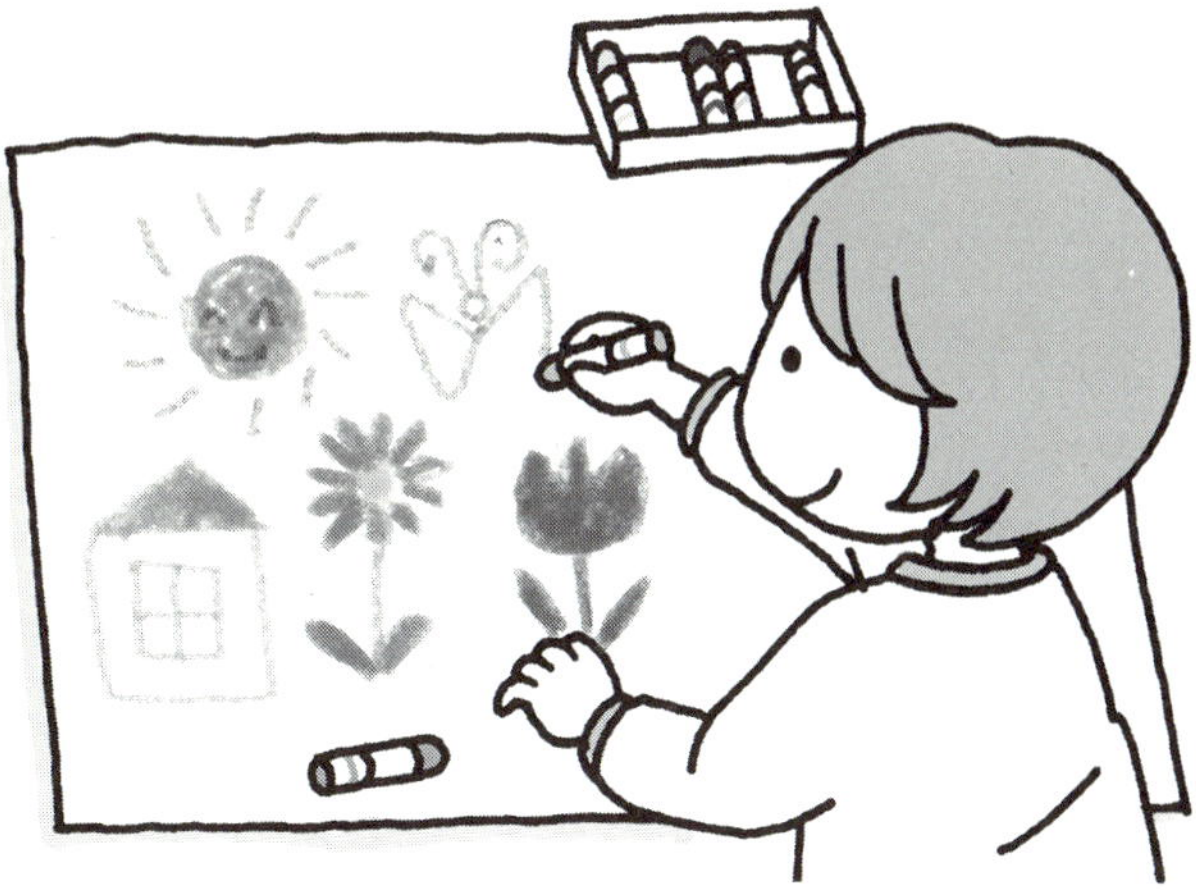

図２　幼児期の絵の特徴
幼児の絵は、遠近感がなく、家も花も太陽もみな同じ大きさで描かれる。山下清の絵にも遠近感はなかった

・高いところへ登って、遠くをながめる
・極端な横目や上目づかいで物を見る
・鏡の前で変な顔をしてみる
・鏡の前で近づいたり、離れたりして、鏡に映る自分を見る
・流れる水や洗濯機の中で回る水を飽きずに見る

　また、自閉症の子が視線を合わせないことはよく言われますが、眼鏡は目の象徴であるらしく、眼鏡を嫌う子が多く、うっかりすると、近づいてくるなり眼鏡を取って投げつけて壊されることがあります。自閉症の子に接する人には、このような体験をした人は多くいます。

　さらに人の表情に敏感で、お母さんが今

日は頭が痛いなと思っていると、その表情から気分がよくないことを察知して、よけいなことをすれば叱られると恐れて、近寄らないという自閉症の子がよくいます。

②視覚が鈍感なために起こる行動

視覚障害の子どもが3歳ころまでは自閉症の子どもとよく似た行動をすることは、盲学校の先生はよく知っていることです。目に見える世界がないことは、それだけ自分の世界に入りやすいことになるからです。視覚障害のみの場合は、早期訓練によって自閉症的行動は消えていきます。

しかし自閉症の子どもの場合は、視覚の鈍さがあるとしても視覚障害の範囲には入らない程度です。そのため薄暗いところを異常にこわがったり、夕方になるとやたらに電灯をつけてまわったりします。

ひどい場合には、しょっちゅう自分の目をたたいて、ついに失明した例もあります。おそらく、目をたたくと網膜が刺激されて光が見え（目から火がでる）、この現象に興味をもってする行為ではないかと思います。

このような行動を、私は感覚刺激要求行動の中の「視覚刺激要求行動」と名づけました。

③絶対視覚模倣

子どもにバイバイと言って手を振ると、バイバイはするのですが、その子の手のひらが相手のほうに向かないで自分のほうを向いている。これをやると自閉症を疑われることがよくありますが、普通の子でもときどき見られる現象です。

文字を習いはじめたころに、「し」と書くところを、「J」と書く子がたまにいます。いわゆる鏡文字で、この現象は、脳の発達と関係づけて説明されています。

われわれの眼球の中で、レンズを通って網膜に映し出されている映像は、逆転しています。それが脳に伝えられると、脳のコンピュータが修正して、正常の状態として判断します。その修正プログラムが脳内で完成していないと、逆さの状態として判断してしまいます。その通りに書くと、鏡文字になるというのです（私は、左右だけでなく上下も逆になっていた子どもにも出会いましたが、今では治っています）。

バイバイで手のひらが自分のほうに向いてしまう現象も、このように説明されることが多いのですが、この現象が鏡文字のように〝脳の機能の問題〟を原因とするなら、手のひらの左右や上下が逆になる必要があるでしょう。ところが、左右についてはまったく問題にされていないところに、説明に無理があるようです。

私の経験からもどうも違うように思います。

以前、自閉症や精神遅滞の子どもの社会適応能力を伸ばすために、4歳、5歳の自閉症や精神遅滞の子どもを集めて、早期訓練の実験を5年間継続して行っていました。

部屋を移動する際に、私の助手たちが子どもを整列させて移動させようとしたときのことです。1人の助手が子どもの方を向いて、「はい、前へならえをしましょう」と言って、両手を前へ水平に出します。

ほかの助手が子どもを並べて、手をとって前へならえをさせようとしました。ところが、子どもたちは、両手を水平に出さないのです。どうするかと見ていると、両手を斜め上に出す子、ばんざいをする子などまちまちです。

そのとき、私はハッと気がついたのです。大人が両腕を水平に差し出しているのを、背の低い子どもが下から見上げると、こう見えるのではないか、バイバイも同じ現象ではないのかと考えました。つまり自分に見えているのと同じような形にするのです。それで、この現象を「絶対視覚模倣」と名づけました。

④視覚優位

自閉症の人たちは聴覚よりも視覚が優位であるというのが通説です。たしかにそのようです。

たとえば自閉症の男の子に、これにさわってはいけない、と何度言ってもさわります。ところが、「さわってはいけません」と貼り紙をしたら、まったくさわらないのです。

また、養護学校（現在は特別支援学校、以下同）小学部に入学することになったある自閉症の男の子のケースです。担任になることになった先生はとても熱心で、わざわざ講習会に出て、自閉症という障害について勉強していました。そこで聞いたとおりに絵カードを作って、視覚から教えようと用意をしていました。言葉は音声ですから、言った先から瞬時に消えてしまいます。絵とか字はそこにいつまでもあるので、絵カードはとても有効なのです。

ところがその少し前から、その子は漢方治療を始めており、少しずつ言葉が増えてきていました。学校が始まってみると、すでに絵カードは必要なくなっていたのです。その先生は、「自閉症の子でも言葉でわかるんですね」と驚いていました。

なぜこんなことが起こったのでしょうか。

自閉症の人は、相手の言った言葉がわからないのではなく、しっかり言葉を聞くことができないのではないかと私は思うのです。

私たちでも緊張しているときに何か言われると、ちゃんと聞いていなかったようなことがしばしばあるでしょう。漢方を飲み始めてから、子どもがこちらの言うことがよくわかるようになったというお母さんはたくさんいます。漢方で緊張が緩むと言葉も耳から入りやすくなるのです。

言葉が伸びないことも、視覚優位であることも、脳の聴覚野に障害があるからであると考えている研究者はたくさんいます。しかし、漢方による変化を見ていると、どうも違うようです。

また、言語の発達が悪いと、抽象能力の発達を遅らせますから、言葉で言ってもわからないことが多くなります。すなわち、具体的体験を通さないとわからないのです。

したがって、抽象能力の低い精神遅滞の人にも同じようなことが起こります。しかし、自閉症の人は基本的には脳そのものの質は正常と思えるので、漢方で緊張が緩むと、人の言っていることが耳から入りやすくなり、かなりわかるようになります。ただし、抽象能力の発達が遅れるので、その分だけ、抽象性の高い内容になると理解がむずかしくなります。

⑤聴覚が鋭敏なために起こる行動

音には高低（ヘルツで表す）、大きさ（デシベルで表す）のほかにも音質など音をはかるものさしがいろいろあります。自閉症の子の中には、一般の人には聞こえない高い音（高周波）が聞こえる子、一般の人には聞こえない小さな音が聞こえる子がいます。

高い音の聞こえる子は赤ん坊の泣き声を嫌い、赤ん坊を見ると、たたきに行ったり、突き飛ばしたりします。バイクの音や金属性の音も嫌います。中には、あるヘルツ数の音域だけを嫌い、その上下の音域は平気という場合があり、ＴＶのコマーシャルなどで、その音域のところへくると消す子がいます。音量に敏感な子は、集会や雑踏から逃げ出したがります。

ムンクの「叫び」（絵のテーマは「不安」）のポーズを自閉症児がよくする耳押さえの行動と同じとみなし、自閉症児が強い不安を持っている証拠であると説明する学者がいますが、これはまちがいです。講演会などで、いかにも自閉症の深層心理を解明したかのごとく話す人がいますが、自閉症の子どもとよくつきあっていないで、適当なことをいって学

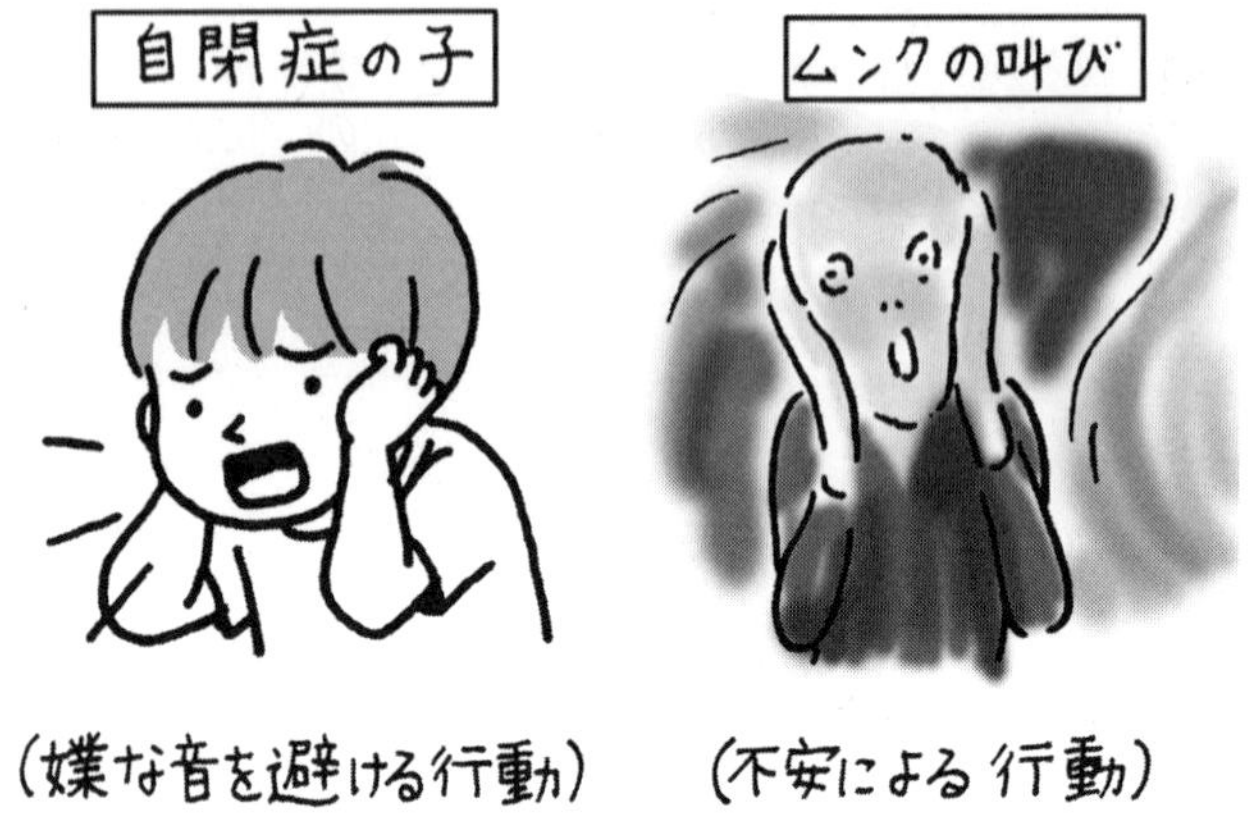
自閉症の子
ムンクの叫び
（嫌な音を避ける行動）
（不安による行動）

図3　ムンクの叫びは自閉症の耳押さえと同じ？
自閉症の耳押さえは、ムンクの絵のように不安がっているのではない。嫌な音を避けるための行動

者ぶっている人です。

まず、図3をよく見てください。

ムンクの絵では、耳を押さえているようにも見えますが、両手は頰のあたりにあります。この行動はホラー映画などでよく見かける行動です。卒倒するほどの恐怖に遭った人が、「キャー」と悲鳴を上げながらする行動です。

一方、自閉症の子がする行動は、まちがいなく耳をふさいでいます。これは嫌な音を避けるための行動です。中には耳の穴に指を突っ込む子もいます。鼓膜が破れるまで耳に物をつめこんでいる子もいます。

以前、ある学校から、教室に入らない自閉症の子がいて困っていると相談がありま

した。様子を見にいきますと、体育館で音楽に合わせて行進をしているところでした。体育館は音がよく反響します。その子は逃げ出したいのでしょうが、右手をしっかりと先生につかまれています。

両耳をふさぎたいのですが右手を取られているので、左手だけしか空いていません。彼は左の上腕で左耳を押さえ、頭の上をまわして、左指で右の耳を押さえています。

これは母親に連れられて、街を歩くときにも見かける光景です。

そこで私は、その子に耳栓をするように先生に助言をしました。その後、私が様子を見に行ったときには、耳栓をしたその子がちゃんと教室で座っていました。

自閉症児の中にはこのように耳栓をすると楽になることがわかって、自分から耳栓をするようになった子もいますが、大部分の場合は違和感を嫌って取ってしまうので、失敗に終わっています。中にはヘッドホンやイヤーマフ（普通の会話は遮断しないで、有害な音域をカットするもの）だと嫌がらずにしてくれる子もいます。

⑥聴覚が鈍感なために起こる行動

聴覚が極端に鈍い典型的な例は聴覚障害者です。視覚障害者同様、聴覚障害者もしばしば自閉症の人とまちがわれます。しかし、最近では聴覚障害の子どもたちは早期訓練を行うので、自閉症的な行動は消えていきます。

私たちはつねにさまざまな生活雑音の中で毎日を過ごしています。生まれる前からそのような環境の中にいるため、生活雑音がないとかえって不安定になります。

かつて私が勤めていた研究所に新しく無音室ができました。ある日の当直の男性が、無音室で寝ると静かでさぞよく眠れるであろうと考えて、布団を持ち込んで寝たところ、あまりにも森閑としすぎて、かえって神経が立ち目が冴えて眠れなくなり、夜中に布団を担いで当直室へ戻った、という話があります。

なかには冬でも扇風機をつけている自閉症の子もいます。この場合は、聴覚が鈍いため、ホワイトノイズ（生活雑音）を補うために必要だったのです。

またある自閉症の子ですが一日中棒で家の柱を叩いているため、柱が丸くなってしまっている家がありました。ご家族がだれかと電話で話をしているときに、大工さんが入っているんですかと言われることがよくあるとのことでした。

私はこれらの行動を感覚刺激要求行動の中の「聴覚刺激要求行動」と名づけています。

⑦絶対音声模倣（おうむ返し、音声サイン）

ある自閉症の子が研究所へきた帰り道でのことです。その帰り道にはお菓子屋があり、店頭には冷やしたジュースを入れたストッカーがありました。その子は、お母さんに、ストッカーの中にあるジュースを見ながら、「ジュース買ってあげるね」と言ったそうです。お母さんは、不思議に思いました。その後、研究室にきたときに、「どうして『ジュース買って』と言わないのでしょう」と質問してきました。

その子は、お母さんと外出したときにお菓子屋の前でお母さんに「ジュース買ってあげるね」と言われて、ジュースを買ってもらった経験が何度かあるのでしょう。「ジュース買ってあげるね」という音声が聞こえると「ジュースが手に入る」と覚えたのです。「開けゴマ」と言ったときだけ扉が開かれます。ゴマがゴメでもゴムでも扉は開かないのです。

子どもは言われたその通りに言えばよいと思ったのです。このことを私は「絶対音声模倣」と呼んでいます。

また、あるお母さんからは、「子どもにおやつをあげようと思って『おなか空いた？』とたずねると、『おなか空いた？』と返してくるので、おなかが空いているのか、空いていないのかわからなくて困るのですが、こんな場合どう判断すればよいのでしょう」という相談がありました。

この場合もたぶん、お母さんは「おなか空いた？　おやつにしようね」と言って、おやつを与えたことが何度かあるのでしょう。その子はそれを覚えていて、この音声を聞くとおやつが「出てくる」と思っています。

ここで私がおやつを「もらえる」と言わないで、「出てくる」と言ったことにも自閉症という障害をもつ子ならではの意味があります。彼らの言語は、気持ちを伝えるという、情緒的コミュニケーションの道具ではありません。「開けゴマ」と同じで、そういう音声を発すればつぎのことが起こるという、音声サインなのです。たとえば、自販機で100円玉をあそこへ入れて、次にあそこを押すとジュースが出てくるという、操作を覚えたのと同じことを音声でやっているようなものですから、「もらえた」のではなくて、「出てきた」というのが正しい表現になります。

したがって、おやつがほしいときは、この音声を発すればよい、ほしくないときは、自販機に100円玉を入れないのと同じで、操作をしないのですから知らん顔をしていることになります。

第5章でも紹介していますが、自閉症の障害が改善してきた子は返事をするようになります。しかし、そこにも問題がしばしばあります。言っていることにはまちがいはないのですが、紋切り型の言い方をするのです。

たとえば、「僕はいりません」と言います。「いらない」とは言わないのです。

敗戦後わが国の言葉は乱れ、折り目正しい言葉遣いは一般の家庭ではほとんどなくなっているようですが、私のところを受診している自閉症の人の中に、このような堅苦しいしゃべり方しかできない人がいます。

このようなしゃべり方を私は「コンピュータ言語」と称しています。表面的な意味はまちがっていないのですが、その裏にある、感情的な内容が欠けているようです。このような人は本人がよくわかっている仕事などは完璧にできるのですが、われわれが普段何でもなく使っている言葉でも理解できないことがあります。

たとえば冗談が理解できず、言われた通りに受け取ることがよくあります。上司から「そんなことをするようでは、首だ」と言われると、翌日から出勤できなくなるということもよくあることです。

ことばの解説 ― おうむ返し（Parrot-like speaking）か反響言語（Echolalia）か

自閉症に見られる「おうむ返し」を、わざわざ「エコラリア」と言う人がいます。反響言語と訳されていますが、この用語は本来は精神医学用語で、重度の統合失調症の人にたまに見られる、反射的に出る音声で、言語的意味はありません。これはわれわれ精神科医でもめったに見ない異常現象です。自閉症の人のおうむ返しは前に説明しましたように、一種の音声サインという解釈ができるので、異常現象とは言えないところがあります。それをわざわざエコラリアと言う人は、エコラリアの本当の意味を知らない人で、自閉症に見られるおうむ返しがエコー（山彦）ではないことも理解していない、自閉症の本質も理解していない人です。外国の文献にもecholalia と書かれているものがたくさんあることは、私もよく知っていますが、これもまちがいです。

⑧味覚が鋭敏なために起こる行動

味覚が鋭敏すぎると、食べ物の味がわかりすぎて、味の好みに偏りができ、偏食になります。また、薄味を好む場合が多いようです。

コミュニケーション障害の程度が強く、言語発達その他の広汎性発達障害が強いという比較的重い自閉症の女の子の例です（当時まだ漢方での治療法を発見していませんでした）。お母さんは偏食が多くて困っていましたが、その子は小学生でしたが自分で料理を作ります。味をみながら砂糖を足したり、醤油を足したりして、お母さんの話ではけっこういい味に仕上げるとのことでした。

また、ある自閉症の男の子はいつも飲む牛乳の銘柄が決まっていて、それ以外は絶対に飲みません。

あるとき、自閉症の子のお父さんと話をしていて、偏食の話になりました。そのとき、お父さんが言ったのです。

「板前には、食べ物に好き、嫌いがある人が多いですよ。俺はあれは大嫌いだ、などとよく言います。あれでよく人の料理がつくれるものですね」

私はなるほど、と思いました。味覚が鋭敏だと、味の違いがよくわかるので、美味しいものが作れる、しかし、自分の好みは別なのです。それ以来、偏食のひどい子がくると「残念ですね。この子は味覚が敏感で味の良い、悪いがよくわかるので、五つ星のシェフになれるかもしれないのに」と言うことがあります。

偏食は育て方が悪いから、と思う人が多いのですが、それは違います。味覚が鋭敏なのです。

⑨味覚が鈍感なために起こる行動

濃い味でないと食べない子がいます。あるお母さんが「うちの子は白いご飯は食べないのですが、おむすびにしてやると食べます」と言います。このお母さんはおむすびだと食べやすいからと思っていました。そこで、カレーライスはどうですか、チャーハンはと聞くと、それも食べるというのです。この子にとっては、味の薄い食べ物はおいしくないのです。おむすびは手に塩をつけて握ったり、具を入れたりしますから、味がついています。

中には、ご飯に醤油をお茶のようにかけてさくさくと食べる子、ソースを瓶からごくごくと飲む子、ラー油をペチャペチャとなめる子がときどきいます。大便をなめる子も味覚は鈍いと思われます。大便の黄色い色は胆汁の色です。胆汁は苦いことで有名です。

⑩嗅覚が鋭敏なために起こる行動

母親以外に抱かれることを嫌う自閉症の子がいます。人見知りとまちがえることもありますが、母親以外の体臭を嫌うためだとも考えられます。

また自分の食べるリンゴの銘柄が決まっていて、友人の家に行ってリンゴが出されると、匂いを嗅いでからでないと食べないという子がいます。
いつもと違った洗剤で洗ったシャツは着ないので困るという子もいます。

⑪嗅覚が鈍感なために起こる行動

刺激的な強い臭いを好みます。つばこねや大便こねをする子に多いようです。自宅にお客がくるとその人の手をとりにいくので、お客のほうは握手を求めていると思って、手を出すと、握手ではなくて手のひらを嗅ぐという子がいました。手のひらは、ほとんどの人が少し汗ばんでいて、臭いがするので、それに興味があるようです。

ある自閉症の男性は突然、自分の頭に自分の小便をかけるようになりました。そのうちに、部屋の壁に小便をかけるようになり、玄関に入ると小便臭くなるほどになってしまいました。しかし、他所では小便をかけることはありません。おそらく、本人にとっては、玄関を入るとプンと臭ってくる臭いで、自分のテリトリーに入ったようでホッとするのかもしれません。

⑫触覚が鋭敏なために起こる行動

頭をなでられたり、手を握られたり、抱かれたり、服を着るのを嫌がったり、くすぐったがりやで風呂で体を洗われるのを嫌がったりします。レオ・カナー（アメリカの児童精神科医）が「自閉症の赤ん坊は抱くと丸太ん棒を抱いているような感じがすることがある」と言っているのは、このような赤ん坊が体をさわられるのを嫌って、体を硬くしていたからではないかと思います。

⑬触覚が鈍感なために起こる行動

われわれは生まれてすぐ産着《うぶぎ》を着せられ、布団の中に入れられます。したがって、生まれて以来、常に皮膚に何かが接触しています。この環境を「触覚のホワイトノイズ」と言います。これは生活習慣の一種です。ヨーロッパの人の中には夜ベッドに入るときはスッポンポンでないと、寝心地が悪いという人もいるようです。

触覚が鈍い人は、この触覚のホワイトノイズが不足するため、きついシャツを着たがったり、紐できつくしめつけたり、手や腕をかんだり、頬をたたいたり、頭突きをしたりします。いわゆる、自傷行為が多く出ます。常識的には自傷行為は自虐行為であり、情緒的に不安定なときに起こる行為と考えられていますが、自閉症の子ではうれしいときにもする子がいます。

コラム

自閉症の概念と治療法の変遷

自閉症という病名は1943年にアメリカのジョンズ・ホプキンス大学のレオ・カナー教授によって発表された「早期幼児自閉症」という論文の中で登場しました。それと同時に、まったく別に、ウィーン大学のハンス・アスペルガー教授によって「幼児における自閉性人格障害」という論文が発表されました（アスペルガー教授が来日した際に直接聞いたところ、論文を提出したのは自分のほうが先だと言っていました）。

わが国では1952年に国立精神衛生研究所の鷲見たえ子氏（現姓、中沢）が1例報告した（カナーが発表した早期幼児自閉症の症状を示す子どもを、日本でも初めて1人発見したということを学会に報告した）のが、わが国で自閉症と診断された子の第1号です。

私が同研究所に奉職したとき、その第1号の男児は毎週1回通院していました。

その後、WHO（世界保健機関）が自閉症の統一基準を作るために、世界中の児童精神科医にアンケート調査を行いました。たぶん、1965年ごろではなかったかと思います。私は日本の児童精神科医の代表（日本では著者のみ）として、大量のアンケートに答えました。その後、さまざまな試みがなされ、日本では１９９４年に『ＩＣＤ－10　精神および行動の障害　ＤＣＲ研究用診断基準　第1版』がＷＨＯの監修で出版されました。

当時のアンケートの内容にはいろんな症例があり、それぞれについて、両親の学歴、職業、妊娠中の経過、育児の仕方、現在の症状など、非常に細かく書かれていました。個々のケースをどう診断するか、治療はどうするか、将来の見通しはどうか、といった質問が書かれていました。

その中にカナーのいう早期幼児自閉症の典型例と思える病歴がありました。それは、当時のアメリカの若い夫婦が、乳児をベビーベッドに寝かせっぱなしで、深夜までパーティーに出歩いているうちに、気がついたら、乳児の反応がおかしくなっていたという症例でした。これは１９４３年ごろのアメリカの世相の反映ではないかと思いました。

このような例の患者がカナー教授のところを多く受診したので、彼は親の育児態度による幼児の心理的反応と考え、「早期幼児自閉症」という診断名を考え出したのではないかと思います。そして、治療法として「絶対受容」という手段が考え出されました。

「絶対受容」とは親子関係を取り戻すために、スキンシップをはじめ、子どもの要求をすべて受け入れるというものです。そうすることによって、自分と接している人は自分の気持ちをすべて受け入れてくれる人だというように、「子どもの心を開かせよう」とする考えによるものです。

私たちもカナーの考え方をそのまま取り入れて、自閉症児を自由に遊ばせる遊戯療法や親の指導をしたのですが、あまり効果は得られませんでした。

そのうちに、この子らが思春期に入ってくるようになると、てんかん発作を起こす例が出てきました。

カナーは自閉症を乳幼児期の情緒障害の一種としたので、自閉症の診断からは脳の器質性障害があるものを除外しました。そのため自閉症と同じような症状があっても、脳波やレントゲンに異常が認められる場合は（当時ＣＴ〔コンピュータ断層撮影法〕などはまだありませんでした）、自閉症とは診断しなかったのです。

それにもかかわらず、自閉症児の中からてんかん発作が出たことは、脳に障害があったのが隠れていて、思春期前後になって表面化したものと判断し、自らの学説を情緒障害説から脳障害説へと、一八〇度大転換したのです。そして、現在もこの説が主流をなしています。

第2章

自閉症とまちがえやすい症状と診断

自閉症か自閉症的か

ある大学病院で自閉症と診断された4歳の男の子が、漢方治療を希望して来訪しました。ところが私にはとても自閉症とは思えない、はなはだしい多動がある子どもでした。ですが、視線は合わせず、話しかけても反応せず、言葉もまったくありません。

私はこのような場合、はなから否定するのではなく、親を納得させる意味もあって、「私には自閉症とは思えないが、自閉症でなければ漢方はほとんど効果はありませんよ」と断っておいて、漢方を使ってみます。一応、診断した施設（多くはその地域では信頼のおける施設）の顔をたててもいるのです。

私の予想どおり、この例では漢方はまったく効きませんでした。そこで、多動を対象にした薬を与えたら、少しは席に座っていられるようになり、視線も合うようになってきました。親は私の意見だけでは心配なので、近くの別の相談機関で相談したところ、「自閉症ではないが、自閉症的ですね」と言われたそうです。

自閉症か、似ているがそうでないかは大事な診断の分かれ目です。

私は50年以上自閉症の人たちとつきあっていますが、ここ20年くらい前から、ＡＤＨＤ（注意欠陥多動性障害）や最重度の精神遅滞の幼児が自閉症と誤診された例にしばしばぶつかるようになりました。

視覚障害児や聴覚障害児が、先に説明したような視覚刺激要求行動や聴覚刺激要求行動をとることがあり、これらは古くから知られていました。専門的にはブラインディズムとか言われていたようですが、一般には知られていませんでした。自閉症が有名になってから、自閉症を代表する症状と思われるようになったようです。

しかし、自閉症の人のもっとも重要な障害であるコミュニケーションの障害は、よく観察していると、ＡＤＨＤや最重度精神遅滞のコミュニケーションの障害とはニュアンスの違いがあります。自閉症児ではこちらがまったく無視されているように感じることがしばしばありますが、ＡＤＨＤや最重度精神遅滞の人では、こちらの気持ちが通じるところがあります。

「自閉症的」と言われる行動のほとんどが、よく観察すると、先に説明した（27ページ）、感覚刺激要求行動か感覚刺激回避行動であることがわかります。このうち感覚刺激要求行動は、視覚障害児や聴覚障害児にも見られる行動です。自閉症と診断された子で補聴器をつけたら、症状がケロッと治まった例や、眼鏡をかけたら自閉性の行動をしなくなった子どもがいます。

自閉症と診断する前に、もっとよく子どもを観察する必要があります。これらの行動は自閉症だけの特徴ではないのです。

発達障害と精神遅滞の違い

「発達障害」とは、発達できる可能性があるのに、環境や心理的要因その他で発達できないでいる状態を言います。自閉症も発達障害の一部（広汎性発達障害）として位置づけられています。一方、「精神遅滞」とは脳の機能が低くて、発達に限界があることを言います。なお「知的障害」という表現は、学術用語にはありませんが、今のところ日本だけで福祉用語として使われています。

発達障害や精神遅滞は学術用語として定義づけられたものですが、これらの違いを、ここでは箱とおもちゃで説明しましょう。

ここに、大きな箱と小さな箱があります。そしてたくさんのおもちゃがあります。発達

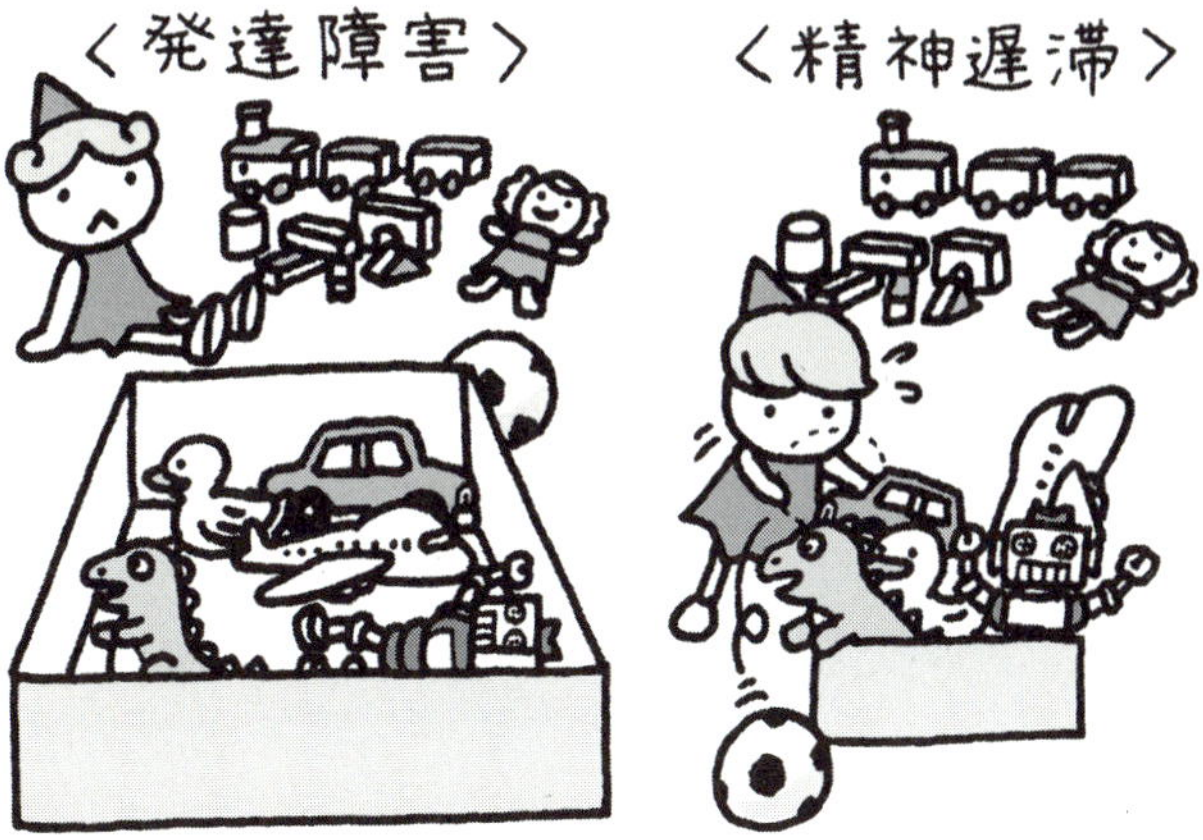

図4　発達障害と精神遅滞の違い
発達障害の場合は、大きな箱を持っていても、いまおもちゃが入っている以上は入れようとしない、入れさせない。精神遅滞の場合は、持っている箱が小さいため、それ以上は入れられない

障害の場合は、大きな箱を持っていても、その中にはおもちゃが、たとえば5個しか入っていない状態です。一方、精神遅滞の場合は、持っている箱が小さくて、おもちゃを入れたくても、たとえば5個（あるいはそれ以下）しか入らない状態です。

これを評価すると、どちらもおもちゃを5個しか持っていないので、同じ遊びしかできないことになりますから、能力的には同じレベルになります。でも、発達障害の子の箱はもともと大きいのですから、おもちゃをもっと箱に入れることができるはずです。

しかし、おもちゃがいくつあっても、

5個しか入れようとしない、それ以上は入れさせてくれないのです。

かつて、ある地方の先住民の社会では、数の概念が5までしかありませんでした。これを現在のわが国の人の能力として評価すると、IQが50ぐらいの中度の知的障害者になります。

かつては、彼らは能力の低い人種であり、それで原始生活しかできなかったと考えられていました。ところが、現在ではその人々の中には大学を出た人もいます。

じつは、それまでの彼らの社会は5以上の数を必要としないでもやっていける社会だったのです。彼らは伝統的社会環境のせいで能力が得られなかっただけなのです。

このような数の概念が5までしか必要ない世界では、成人になった人に、もっと大きな数の計算を教えようとしても、もう入らなくなっているのです。このことは、抽象能力の発達は一定の年齢が過ぎると、伸びなくなることを示唆しています。同じことが自閉症にもいえるのですが、それが私の最大の悩みの一つになっています。

自閉症の人は自分だけの世界に住んでいる人たちです。自分から社会に適応しなければならないなどと考えませんから、文明を取り入れようとは思いません。自分から環境剥奪の世界に住んでいるようなものです。したがって、広汎性に（いろいろな面で）発達が障害されてしまうので、脳という箱の大きさは大きいものを持っているにもかかわらず、自分に都合のいいおもちゃを5個だけ入れていればいいといった状態になります。

それでは、おもちゃが5個しか入らない小さな脳を持っている精神遅滞の人と自閉症の人とをどこで見分けることができるのでしょうか。

脳障害児の治療や子どもの能力開発の研究で知られるグレン・ドーマン（フィラデルフィアの人間能力開発研究所創立者）は、アフリカのピグミー族やアマゾンの裸族といった原始生活をしている人たちの赤ん坊と、欧米の文明生活をしている人たちの赤ん坊の間に、発達の違いがあるかどうかを、発達神経学の立場から比較しました。

一方は、字もなく、数の概念も持たない世界に住んでいる人であり、他方は高度文明の世界に住んでいる人です。しかし、生まれたばかりの赤ん坊は両方とも知識は白紙です。それが脳の成長とともに、首の座り、寝返り、お座り、四つ這《ば》い、そして、人類だけしかできない直立歩行と、順次命令が出せるようになっていきます。その過程にはまだ文明の影響はほとんどなく、脳の神経生理学的発達そのものを示します。

それによると、ピグミー族やアマゾンの裸族の赤ん坊も欧米の赤ん坊と同じ発達をすることがわかったのです。世界中の子どもは満1歳を平均に、1歳3ヵ月〜1歳4ヵ月までには直立歩行ができるようになります。

ということは、文化の影響を受ける前のホモサピエンスの脳の発達はほぼ同じであると言えるのです。

一方、精神遅滞児は脳の発達が悪いので、運動機能の命令を出す能力が劣ります。したがって、歩き始めが遅れます。歩き始めが1歳6ヵ月とか、2歳であると、精神遅滞と考えてほぼ間違いありません。ただし、脳性麻痺は除きます。

たとえば、ダウン症候群の人の平均知能はＩＱ45前後ですが、歩き始めはほぼ1歳8ヵ月から2歳前後です。計算上、健常児の歩き始めを1歳として、平均知能をＩＱ１００とすると、ダウン症候群の子は知能が半分で、歩き始めるまで倍かかっているので、ぴたりと計算が合います。

かつて私が障害児の先生向けの講習会で、この話をしたところ、それを聞いていた先生の一人が自分が勤めている養護学校の生徒の歩き始めと知能指数を比較したグラフを作って送ってくれたことがありましたが、この2つの相関関係がぴたりと一致していました。

したがって、最近流行の自閉症＋《プラス》精神遅滞と診断された子どもでも、歩き始めが正常範囲内であれば、たとえＩＱが30であっても、精神遅滞ではなくて、自閉症による発達障害であり、前述した箱の例のように脳そのものの箱は普通の大きさを持っていると考えられます。すなわち、この場合は重度広汎性発達障害、あるいは、重度自閉症とするべきです。

私は歩き始めが遅くて、自閉性の特徴を示している場合は、「自閉傾向を示す精神遅滞」と診断しております。

この場合の自閉傾向とは、視線が合わない、何を話しかけても反応をしない、手をひらひらさせる、両手でパンパンたたいたりしながら、奇声を発する、睡眠時間のむらがあるなどで、脳の緊張が高いこと、知的な障害が重度なため感覚的行動しかとれないことによるもので、自閉症の子にも見られる行動ですが、これらは自閉症特有の症状とは言えません。

ことばの解説―精神遅滞

一般的な解釈では「精神遅滞」も発達障害の一種ですが、精神医学的な分類として、ICD－10では、精神遅滞の要素として、〝知的能力の低さ〟と〝社会適応の不良〟の両者を発現するものと限定しています。一方、「心理的な発達障害」として、広汎性発達障害は分類されており、その中に自閉症が含まれています。これは、精神医学的にそれぞれの障害発症の要素を明確にするために定めた精神医学用語の約束事です。なお、ICD-10の広汎性発達障害には、「精神遅滞と常同運動に関連した過動性障害」という分類がありますが、自閉的なタイプの社会的機能の障害はないとしており、（前述したように）自閉症＋精神遅滞ということではありません。

パニックとかんしゃくの混同

自閉症の人に今していることを突然止めさせ、別のことをするように指示すると、大騒ぎになることがしばしばあります。一般にこの状態をパニックを起こしたと言っています。しかし、一概にすべてがパニックとは言えません。

自閉症の人は、感情のコントロールの訓練ができていないので、ちょっとしたことがきっかけで感情が動き始めると、どんどん大きくなり、天井までいかないと止まらないところがあります。また、それを抑えようとすると、かえって火に油を注いだようになって、ひどくなるばかりのことが多いため、むしろ、静かな場所に1人にしておいて、自然に静まるのを待ったほうがよい場合が多いようです。

自閉症の人は環境やその場の状況の変化に即応することが下手なので、新しい場面に適応するのに時間がかかります。そのことを彼らは無意識のうちに知っていて、場面の変化を嫌います。すなわち、レールが先に敷かれている上を走っていれば安心していられるので、一番安定しています。十年一日のごとく同じことをしていることを、むしろ好みます。

それが突然ポイントを切り替えられると、列車は転覆してしまうのです。これがパニックです。パニックとは混乱の極みに達して、収拾がつかない、どうにもならない状態を言います（新聞などでよく見る表現では、経済パニックとか、集会の中に銃が乱射されて、民衆がパニックに陥ったなどというものです）。

翌日の予定が突然変更になった場合もパニックになります。これを予防するには、前日から明日はいつもの仕事ではなくて、別の仕事をするということをあらかじめ言っておくと問題は起こりません。

一方、自分がしたいことをしているときに、それを止めなさいと言われて、大暴れになることがあります。これはある意味で〝わがまま〟の部類に入ります。このような状態をパニックと言う場合が多いようですが、これはしたいことをさせてもらえない、思いどおりにならなくて怒っている状態ですから、「かんしゃく発作」と言うべきです。

アスペルガー症候群と高機能自閉症

アスペルガー教授には、私は2度話を聞く機会がありましたが、自閉性人格障害は、3～4歳になってから発病するという考えでした。それゆえ、私は、彼の言う自閉性人格障害とは遅発性の自閉症のことを言っているのではないかと思っていました。

この子たちには知的発達にはほとんど遅れはありません。言葉も年齢相応に発達しているので、親はとくに気にもせずに育ててきたのが、3～4歳で幼稚園などに入って、集団生活が始まり、そこで集団適応に問題があることを指摘され、アスペルガー教授の診断を受けた例が多かったのでしょう。アスペルガー教授は社会適応性だけが障害されていると考え、「自閉性人格障害」という障害名をつけたようです。彼は自分が診た子の中には現在、大学の助教授やエンジニアになっている者もいるが、彼らは芸術家にはむかないとも言っていました。

現在でも、ＩＣＤ－10の広汎性発達障害の中にアスペルガー症候群が分類されていますが、生後3年間は正常な知的発達に見合うレベルでなければならない、とされており、社会的相互関係における質的異常があること、と記されています。

最近、高機能自閉症と診断される子どもが増えてきました。知的発達は高く、社会適応が悪いことはアスペルガー症候群とほとんど同じですが、診断を受けた時期が3歳以後ではなくて、2歳過ぎと早いのです。

最近では乳幼児の健診を徹底するようになって、わずかな異常でも早く発見されることが多くなったため、かなり早期に（1歳半などで）自閉症の疑い、あるいは、自閉症と診断されるようになりました。このような子たちの中で、知的能力が高い子は、早く障害名がつけられたため、本来はアスペルガー症候群と同様の症状があったとしても3歳以前の診断ではアスペルガー症候群とは言えません。そのため代わりに、自閉症の上に高機能という形容詞がかぶせられるようになったようです。

私はこの2つの障害は同じものを言っていると思っています。このタイプは漢方治療が有効です。

自閉症とてんかん発作

てんかん発作は自閉症の脳障害説の大きな根拠の一つになっています。しかし、ほとんどの場合、自閉症の人の脳波には発作波は出ません。これは、脳波を撮るときには発作を起こしていないときが多いので、発作波が出なくても不思議ではありません。地震計でも地震が起きていないときには地震の波は出ません。

てんかんの人の場合、発作のないときでも脳波を撮れば発作波が出ている人がたくさんいます。これは表に出ないごく弱い発作が脳の中で起こっているのです。地震でいうと、体に感じないごく弱い地震が起こっているのと同じで、人は感じなくても、地震計には記録されます。

一般の人でも非常に強いショックなどで、脳が異常興奮した場合には、てんかん発作を起こしうるとされていますが、そのようなショックはめったに起こるものではありません。

自閉症の人は本来緊張の高い脳を持っているので、てんかん発作を起こしやすい素地を持っているといえます。ある調査によると、重度の自閉症ほどてんかん発作を起こす率が高いと出ていました。重度自閉症ということは緊張が高いと言えますから、それだけてんかん発作を起こしやすいことになります。

てんかんの薬を飲んでいても、発作をしょっちゅう起こしていた成人の自閉症の人が漢方で緊張がとれたら、ここ数年発作をまったく起こさなくなったケースもあります。

自閉症＋《プラス》ADHD

自閉症とADHDは3歳ごろまでは見分けがつきにくいことがあります。たとえば、ADHDの人たちもこちらの言うことを聞いていない、視線が合いにくい、言葉が遅れる、集団に入れないなど。なかには自閉症とよく似たこだわりがあることもあります。とくに最近はADHDを自閉症と誤診する例が目立つようです。また、自閉症とADHDの合併症と診断される例もあります。

この2つの疾患はまったく別の範疇に入りますから、合併症があっても、おかしくはないのですが、絶対的な診断法がないので、まちがっていてもそのままになっている例があります。

ＡＤＨＤには特効薬（コンサータやストラテラ）がありますが、これは自閉症には効きません。自閉症の人の多動は漢方だけでもある程度落ち着きますが、ＡＤＨＤの人には効きません。長年自閉症の人たちを診てきて、落ち着きのない子はたくさんいましたが、本当の意味の自閉症＋ＡＤＨＤと思える症例はほとんどありませんでした。

折れ線型自閉症

この名称はＩＣＤ－10には記載されていません。1歳過ぎまで順調に発達していたと思っていた子が、母親が次の子を産むために入院中に祖母にあずけられたり、家を移ったりしたのをきっかけに、またはいつの間にか、気がついたらしゃべらなくなっていたような例で、順調に伸びていた発達がポキンと折れたような感じになることから、折れ線型といわれています。重度化するという人もいますが、私はとくにそうでもないと思っています。このタイプには漢方が効きます。

共生（棲）型幼児精神障害

「共生（棲）型」とは精神発達途上で母親から自立してゆくべき過程が障害されて、いつまでも母親から離れられない状態を言います。したがって、無理に母親から引き離そうとすると、大パニックに陥ります。現在の国際分類からはなくなっていますが、小児期の分離不安障害や社会性不安障害の中に入るかと思います。しかし、すさまじい大パニックに陥った例は私の五十数年の経験の中で3例しか見ていません。

ただし、これの類型というか、軽い例はときどき見ることがあります。同年齢の子どもとは遊べなくて、大人に遊んでもらいたがる子どもです。この子たちの中には、子ども集団に入れないで、保育士さんや幼稚園の先生の背中にしがみついて下りようとしないため、保育園や幼稚園で問題になり、ほとんどが自閉症と診断されています。

この子たちをよく観察していると、精神が年齢相応に発達していないため、同年齢の子どもと対等に遊べず、不安を感じてその場から逃げ出して、自分に合わせてくれる大人に遊んでもらいたがったり、大人の保護を求めているようです。自閉症の不適応とは質がちがいます。よってこのタイプには漢方は効果がないと考えられます。

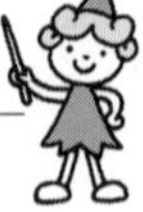

ことばの解説—情緒不安定か情緒不安か

情緒不安という言葉を情緒不安定と同じ意味に使う人がありますが、これはまちがいです。情緒とは「気持ち」とも言い換えることができます。今日は気持ちが浮ついている、今日は気持ちが沈んでいる、というように気持ちが一定しない状態を「情緒不安定」と言います。これを英語にしますとemotional instabilityとなります。

「不安」とは死ぬのではないかとか、恐ろしくなる状態で、これは情緒不安定よりももっと深い精神状態を言います。英語ではanxietyで、emotional anxietyという英語はありません。漢字では同じ字が使われているからといっても、大きな意味の違いがあることを注意する必要があります。

コラム

ＡＤＨＤの薬物療法とＬＤ

自閉症という障害については先に述べました。自閉症とまちがえやすい障害にはＡＤＨＤ（注意欠陥多動性障害）とＬＤ（学習障害）があります。これらの障害は自閉症とよく似たところがあります。聴覚よりも視覚が優位なところ、また言語発達も遅く、こだわり行動があるところもよく似ています。

しかし、彼らによく接してみると、それぞれ少し違いがあります。視線が合わないからといっても、自閉症の人は視線を回避します。たとえば、どこかへレクリエーションに行って、記念写真を撮っても、自閉症の人はレンズから視線をはずしているのがよくわかります。一方、ＡＤＨＤの人は忙しくて視線を合わせている暇がないといった感じです。

ＡＤＨＤに関しては、ご存じの方もいると思いますが、脳の機能が下がっている状態と考えられており、中枢刺激剤が有効とされています。多動な子に中枢刺激剤を与えると、よけい落ち着かなくなりそうに思うのですが、それが逆に落ち着くのです。ところが、私の経験では中枢刺激剤が効かないで、ある種の精神安定剤が効く多動児がいます。それはプロペリシアジン（製品名ニューレプチル）にプロメタジン（製品名ピレチア、ヒベルナ）を足したもので、私はプロペリシアジン5にプロメタジン

20の割合で使っていますが、いろいろある精神安定剤の中で、この処方がベストのように思えます。

あるＡＤＨＤの子のケースです。５歳のとき、大学病院でＡＤＨＤと診断され、中枢刺激剤を処方されましたが、その薬が効かないため、そのままなんの対処もせず、11歳になってから私のところに来ました。精神安定剤で落ち着いてきましたが、残念なことにすでに学力の遅れを取り戻すことは困難になっていました。

このほかにも中枢刺激剤が効かず、精神安定剤も効かないタイプのＡＤＨＤと診断された子がいます。このタイプは状態としてはＡＤＨＤとそっくりですが、どちらの薬も効かないので、原因が違うのでしょう。残念ながら現在のところはうまくいっていません。

ＬＤについては、私は薬物療法ではうまくいかないと思っています。

脳性麻痺には麻痺型とアテトーゼ型があります。麻痺型は神経の連絡が完成していないために動かないので、最近ではボイタ法やボバース法などの優れた治療法があり、それら早期治療により、ほとんど普通のように改善している人が多くいます。

一方、アテトーゼ型は神経のつながり方がまちがってしまったような障害です。たとえば、一つの点を指で押そうとすると、指がそこへいってくれないのです。私はミュンヘン大学のボイタ教授のところとフィラデルフィアのドーマンの研究所の両方に勉強に行きましたが、ドーマンは、アテトーゼ型は治すのはむずかしいと言っていました。

ＬＤという障害はこの脳性麻痺のアテトーゼ型に似ているように思います。一点を押そうとしても指が違うところへいってしまうように、いくら説明しても、考え方が違うほうへいってしまうような感じがします。したがって、ＬＤは薬ではなく訓練によって神経（運動神経ではなくて、考える神経）の連絡路の修正を行うことが必要ではないかと思っています。

第3章
漢方は脳の緊張をやわらげる

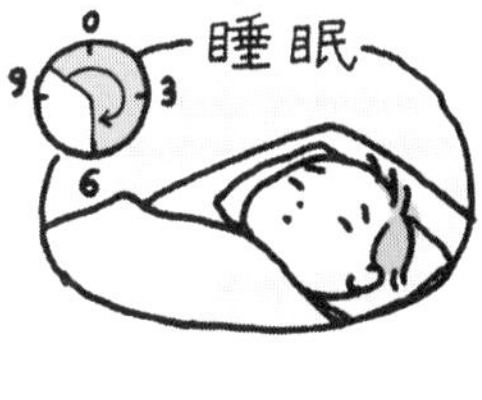

周囲だけでなくなによりも本人が楽になる

自閉症の人の多くの問題行動が家族や周囲の人たちを悩ませます。漢方で穏やかになると、お母さんやお父さんから、お陰様で家の中が平和になりましたと感謝されます。それはこちらとしても嬉しいことではありますが、当人はおとなしくなったり、聞き分けがよくなったりしたことをどう感じているのでしょうか。

ほとんどの自閉症の人は何も言ってくれません。ところが、高機能自閉症の人の中には、薬の効果について感じたことを話してくれる人がいるのです。

ある高機能自閉症の25歳の男性は、能力的には高いのですが、職場でちょっと注意されただけで、カッとなって、そばの品物を投げたりして首になり、職を転々として困っていました。しかし、私のところへ受診するようになり、漢方を飲むようになってからは、穏やかになり、仕事も続くようになりました。そしてその後も受診を続け、自分で薬を取りにくるようになりました。

ある日、外来でいつものように仕事のことや、家族のことの話をして、席を立ってから

「先生、この薬は栄養剤かい」と言うので、「どうして」とたずねると、「この薬を飲むと気分がよくなる」と言うのです。いつも緊張が高くて、イライラしていたのが落ち着いたので、気分がよくなったと感じたのでしょう。

またある高機能自閉症の42歳の女性は、作業所に通っていますが、通所者や指導員の欠点がいちいち気になり、そのことを、歯に衣着せぬ、きつい言い方で攻撃するので、皆から嫌われています。彼女も自分で薬を取りにきていますが、漢方を始めてから、かなり非難の矛先が軟化してきました、あるとき私に言いました。

「先生、この薬を飲むと気持ちが楽になるから、飲みます」

彼女もまた緊張が高く、つねにイライラしていたのが漢方でやわらいだのでしょう。さらに、母親の話では、作業所から帰ると、誰々さんがあんなことをしたとか、不満を延々としゃべり、それを毎日聞いてやるのが大変だったのが、漢方を飲むようになってからは、ほとんど文句を言わなくなったそうです。

また、彼女は毎日日記をつけていましたが、その内容は作業所の不満ばかりだったのに、ある日からプッツリ書かなくなり、以後日記帳は白紙になっているそうです。それまで我慢できなかったことも、気にならなくなって、不愉快な思いをしなくてもすむようになったのでしょう。自分から進んで薬を飲むようになったのは、本人も世の中は楽に渡ることもできるのだということを自覚するようになったからです。

このような例から、私は薬はけっして周囲の人が楽になるためだけに飲ませているのではなくて、当人にとってもよいことであると思っています。

本来、薬は自分のために飲むものです。自分が頭が痛いのに、他人に薬を飲んでもらう人はいません。

漢方でどんな変化が現れるか

自閉症の人には睡眠障害がある場合が多いのですが、漢方はそこにもっとも速く効果が現れます。われわれでも心配事があれば、頭がさえて、夜になっても眠れないことがあります。自閉症の人は緊張が強いため眠れないので、睡眠が改善されることは、緊張が緩んだことを示しています。また、パニックやかんしゃくも減っていき、ついにはほとんど起こさなくなります。これも緊張が緩んだ証拠と言えます。

ここまでは、そんなことならどの安定剤や睡眠剤でも得られることで、わざわざ漢方を使う必要はないと思われるでしょう。

しかし、漢方を飲むようになったら、視線が合うようになったり、コミュニケーションがよくなって、言葉のない子でも「自閉症とは思えない」と言われるようになった子が多いところに、今までの精神安定剤では得られなかった、大きな違いがあります。おとなしくなったり、夜起きなくなっただけではなくて、「人間らしくなる」（ある保護者からのことばです）ところが、むしろ、「自閉症が改善された」と言い得るところです。

また、緊張が緩む、神経（脳）がゆったりするということは、過敏でなくなることでもあります。

緊張が緩んだことで多くの面が改善されます。聴覚が鋭敏で赤ん坊の声を嫌い、赤ん坊を見ただけでたたきに行った、16歳の自閉症の青年は、漢方を飲むようになって落ち着いたら、赤ん坊を見ても知らん顔で、たたきに行こうとはしなくなりました。このような状態が2〜3年続いたので、お母さんがそろそろ薬を止めてみたいというので中止してみたところ、1年ほどしてまた小さい子どもを見たらたたきに行ったのです。

この青年は、残念ながら漢方を始めるのが遅く、中学生からでしたので、改善が確実ではなかったのです。その後、服薬を再開して数年がたちますが、ずっと問題は起こっていません。

一方、３～４歳から服薬を始めて12～13歳で止めた場合では、現在も後戻りしていない子がいます。味覚が鋭敏で偏食がひどく、給食で必ず残していた嫌いな物を、いつとはなく食べるようになった子もいます。

受容器の感受性は生来のもので、生理的です。これに脳の緊張が加わると足し算ではなくて掛け算のような反応が出るように思います。脳の緊張が高くなると、それだけ感覚や行動に大きく変化が出るようです。たとえば受容器の感受性が２として、脳の緊張が２の場合、２＋２も、２×２も、答えは４ですが、脳の緊張が少し高く３になると、２×３＝６になり、２＋３＝５の足し算の結果より数字が大きくなります。

たとえば、私がむずかしい問題について考えていたとします。そういうときは脳が緊張していますから、そばで騒がれると、ちょっと静かにしてくれないか、と言いたくなります。ところが、のんびりしているときに、そばで同じように騒がれても、うるさいとは思いますが、何も言わないですませると思います。

したがって、脳のほうだけ緊張を緩めてもかなりの改善が得られることになります。これが漢方の効果なのです。

調査結果からわかる漢方治療の効果

現在、学問的に薬の効果判定をするには、二重盲検法によらないと信用されないことになっております。ところが、世界中からたくさんの自閉症治療薬が二重盲検法を通して発表されたにもかかわらず、どれ一つ自閉症が明確に改善されたといえる薬はありません。

私は現在、地域の一開業医ですので、二重盲検法といった、大規模なプロジェクト・チームを組むことができませんので、NRS法という調査方法で集計した結果を紹介します。

この調査方法は、治療前を0とし、まったく変わらない場合を0、完全に治った場合を100、50パーセント改善したと思えば50のところに○をつける方法です（回答者は家族です）。

調査対象は女性6名、男性68名で、治療期間は2ヵ月から9年6ヵ月までです。

調査項目は13項目で、50パーセント以上改善したと答えた率は、睡眠がもっとも高く100パーセントです。そのほかは、

○多動92・5パーセント
○かんしゃく88・3パーセント
○パニック95・6パーセント
○自傷82・1パーセント
○突然の暴力89・5パーセント
○同じ状態に対する固執74・4パーセント
○強迫的行動65・2パーセント
○儀式的行動95・5パーセント
○理解力86・2パーセント
○コミュニケーション85・3パーセント
○会話能力32・4パーセント
○グループ活動への参加76・2パーセント
でした。

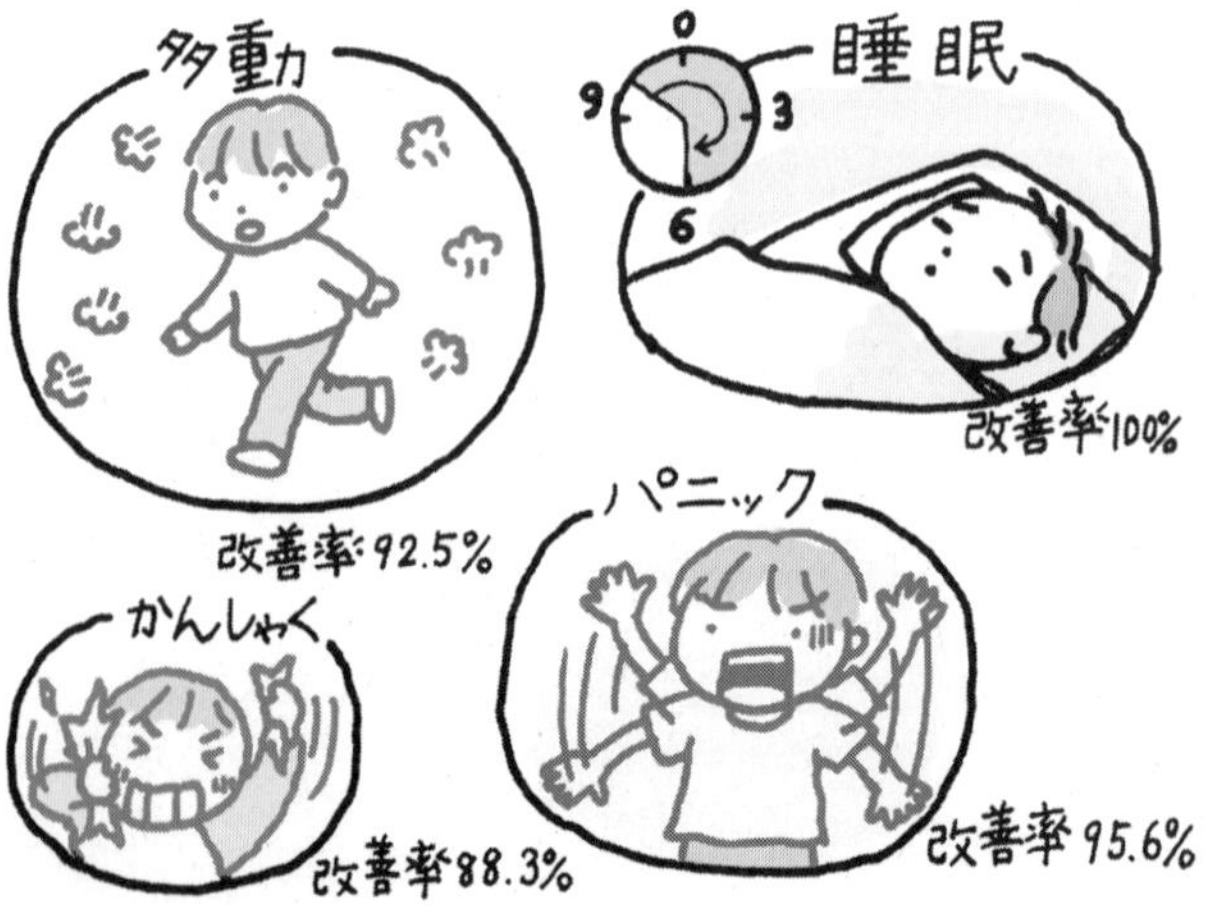

図5　漢方治療の効果（ここでいう改善率は「50%以上改善した」と答えた人の割合）

表１　調査の仕方（パニック例）
以下のような質問事項にもとづいて調査しました。

Ⅳ　パニックについて

パニックとは

計画が突然変更された場合などで、環境の変化に対して、頭の切り替えができないため、混乱し、大爆発を起こすことです。かんしゃくと同じように見えますが、原因は別です。

１）漢方薬を飲む前から、パニックを起こしたことがなければ下のイ．に○をつけてください。

イ．パニックを起こしたことはない。

0　10　20　30　40　50　60　70　80　90　100 %

２）漢方薬を飲み始める前の状態を　　０とし

３）パニックを全く起こさなくなったと思えば　　１００

４）強さや時間が半分くらいになったと思えば　　５０

５）全く変わらない（改善されない）と思えば　　０

のところに○をつけてください。

６）前よりひどくなったと思えば、ロ．に○をつけてください。

ロ．前よりひどくなった

表2　調査結果【男性＝68名】

NP:初めから問題なし、CN:完全正常化、＋＋＋:75～99%改善、＋＋:50～74%改善、＋:25～49%改善、±:0～24%(不変)、－:悪化

CN～＋＋Noの割合は全数からNPの数を引いた数に対するパーセンテージ

睡眠障害

	NP	CN	+++	++	+	±	−	total	CN～++
No	16	38	11	3	0	0	0	52	52
%	23.5	73.1	21.2	5.8	0.0	0.0	0.0		100.0

多動

	NP	CN	+++	++	+	±	−	total	CN～++
No	28	5	13	19	1	2	0	40	37
%	41.2	12.5	32.5	47.5	2.5	5.0	0.0		92.5

かんしゃく

	NP	CN	+++	++	+	±	−	total	CN～++
No	8	9	15	29	2	3	2	60	53
%	11.8	15.0	25.0	48.3	3.3	5.0	3.3		88.3

パニック

	NP	CN	+++	++	+	±	−	total	CN～++
No	23	11	12	20	2	0	0	45	43
%	33.8	24.4	26.7	44.4	4.4	0.0	0.0		95.6

自傷

	NP	CN	+++	++	+	±	−	total	CN～++
No	40	5	12	6	3	0	2	28	23
%	58.8	17.9	42.9	21.4	10.7	0.0	7.1		82.1

衝動的暴力

	NP	CN	+++	++	+	±	−	total	CN～++
No	30	9	11	14	3	1	0	38	34
%	44.1	23.7	28.9	36.8	7.9	2.6	0.0		89.5

同一性保持

	NP	CN	+++	++	+	±	−	total	CN～++
No	29	7	7	15	4	6	0	39	29
%	42.6	17.9	17.9	38.5	10.3	15.4	0.0		74.4

強迫的行動

	NP	CN	+++	++	+	±	−	total	CN〜++
No	45	2	4	9	1	6	1	23	15
%	66.2	8.7	17.4	39.1	4.3	26.1	4.3		65.2

儀式的行動

	NP	CN	+++	++	+	±	−	total	CN〜++
No	46	2	7	12	0	1	0	22	21
%	67.6	9.1	31.8	54.5	0.0	4.5	0.0		95.5

理解力

	NP	CN	+++	++	+	±	−	total	CN〜++
No	3	5	14	37	4	5	0	65	56
%	4.4	7.7	21.5	56.9	6.2	7.7	0.0		86.2

コミュニケーション

	NP	CN	+++	++	+	±	−	total	CN〜++
No	0	2	18	38	2	8	0	68	58
%	0.0	2.9	26.5	55.9	2.9	11.8	0.0		85.3

会話能力

	NP	CN	+++	++	+	±	−	total	CN〜++
No	0	1	5	16	9	37	0	68	22
%	0.0	1.5	7.4	23.5	13.2	54.4	0.0		32.4

集団参加

	NP	CN	+++	++	+	±	−	total	CN〜++
No	5	5	13	30	8	7	0	63	48
%	7.4	7.9	20.6	47.6	12.7	11.1	0.0		76.2

表3　調査結果【女性＝6名】

開始年齢	3歳8ヵ月	20歳4ヵ月	6歳8ヵ月	25歳6ヵ月	24歳10ヵ月	14歳6ヵ月
期間	9ヵ月	1年4ヵ月	2年2ヵ月	2年9ヵ月	4年5ヵ月	6年3ヵ月
睡眠障害	NP	＋＋＋	＋＋＋	＋＋＋	＋＋	＋＋＋
多動	NP	NP	＋＋＋	＋＋＋	＋＋	＋＋＋
かんしゃく	NP	＋＋＋	＋＋＋	＋＋	＋＋	＋＋＋
パニック	NP	＋＋＋	＋＋＋	＋＋	＋＋＋	＋＋＋
自傷	NP	NP	NP	NP	＋＋＋	＋＋＋
衝動的暴力	NP	NP	NP	＋＋	NP	＋＋＋
同一性保持	NP	NP	NP	NP	NP	＋＋＋
強迫的行動	NP	NP	NP	NP	NP	NP
儀式的行動	NP	NP	NP	＋＋	NP	＋＋
理解力	＋＋	＋＋	＋＋＋	＋＋	＋＋	＋＋
コミュニケーション	＋＋＋	＋＋	＋＋	＋＋	＋＋	＋＋
会話能力	＋＋	±	＋	±	±	＋＋
集団参加	＋＋	＋＋	＋＋	＋＋	＋＋	＋＋

表4　漢方処方例分布

年齢	8		8·54		8·15		8·15 54		8·12		8·12 54		8·12 15		54		35·54		8·83		54·15		合計	
	F	M	F	M	F	M	F	M	F	M	F	M	F	M	F	M	F	M	F	M	F	M	F	M
1	0	2																					0	2
2	0	2	1	0											1	0							2	2
3	1	2	2	4																			3	6
4	1	2	1	5	0	6			0	2													2	15
5	0	1	4	7	0	3	0	1	0	1									0	1			4	14
6			0	7	0	2																	0	9
7	0	1	2	3	0	2																	2	6
8			0	2													0	1					0	3
9	0	1	1	1																			1	2
10											0	1											0	1
12			1	3									0	1									1	4
13									0	1													0	1
14			0	1	1	2			0	1											0	1	1	5
15													0	1									0	1
16			0	1	0	1											0	1					0	3
17	0	3	0	1																			0	4
20	0	1			0	1																	0	2
21			0	1			1	0															1	1
22	0	1																					0	1
23			0	1	1	0																	1	1
24	0	1	0	3	0	1											0	1					0	6
25	0	3													0	1							0	4
27	0	1	0	2			0	1															0	4
30					1	0																	1	0
32					0	1	0	1															0	2
34			0	2																			0	2
44			1	0																			1	0
計	2	21	13	44	3	19	1	3	0	5	0	1	0	2	1	1	0	3	0	1	0	1	20	101

＊ F:女性　M:男性

＊ 薬剤と番号 8＝大柴胡湯または大柴胡湯去大黄、12＝柴胡湯加抑肝散、15＝黄連解毒湯
35＝四逆散、54＝抑肝散、83＝抑肝散加陳皮半夏

コラム

漢方療法のほんとうの意味

明治開国以来、欧米の医学が導入され、その内容が理解しやすいため、当時の政府がこれを医学として公認しました。さらに医学教育も西欧医学のみとしたため、漢方医学はすっかり見捨てられました。それでも一部の医師が綿々と漢方の火を絶やさずに続けてきたのです。

それが、最近になって再認識されるようになり、どの大学にも漢方の講座がもうけられるまでに復権しました。

たしかに西欧医学のほうが解剖学、生理学、細菌学など、病気の原因や治療についての分析が論理的でわかりやすいのは事実です。しかし抗生物質のように、ある薬でこの病原菌は全滅するのかと思うと、すぐ耐性菌が現れて薬が効かなくなるという薬と細菌のいたちごっこが始まり、さらにどの抗生物質も効かないというスーパー細菌が現れ、にっちもさっちもいかない状態に追い込まれつつあります。

薬があてにならないとすると、人間が生き延びるために何が必要か、それは自分が細菌に勝つことしかありません。もし、自分で細菌に勝つことができなければ、病気はどんどん進行して死に至るしかなくなります。ここに至って人間は「助けてくれー」と助っ人を求めることになります。これが漢方の再認識につながったのです。

漢方医学では、この病気にはこの薬を使うという考え方をしないのです。人を病気から救うには、この状態のときにはこの薬を使うという考え方をします。もっとも、4000年も前のことですから当然ですが。

それで病気の状態を判断するために考え出されたのが、脈診《みゃくしん》（脈の状態をみて病気の状態を判断する）、腹診《ふくしん》（お腹をおさえて病状を判断する）、その他、望診《ぼうしん》、舌診《ぜっしん》などによって、病状を判断して、薬を決めます。また、病気が治ってきて、急性期から慢性期に移行して病状が変わった場合は、これを「証《しょう》」が変わったといって、薬を替えるなどの方法をとったのです。

この考え方は、病気そのものを治すのではなく、体が病気と闘っている状態を知って、それを助けることによって、病気に打ち勝つのを助けるのに有効な薬を見つける、という考え方になります。したがって一つの薬はこの病気に、といった使い方はしません。

たとえば「葛根湯」と言えば、みなさんは風邪の薬と思っている方が多いようですが、比較的体力のある人の初期の風邪にはよく効きますが、老人など体力の衰えた人には効果はなく、別の漢方のほうが効きます。また、肩こり、炎症性疾患、蕁麻疹《じんましん》、上半身の神経痛にも使います。

このように漢方の考え方は病気を治すのではなくて、病気の人の現状を健康な状態に戻すための手助けをするのが、漢方療法であるということができると思います。

第4章

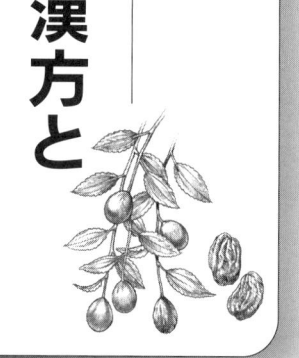

自閉症に効く漢方と飲ませ方

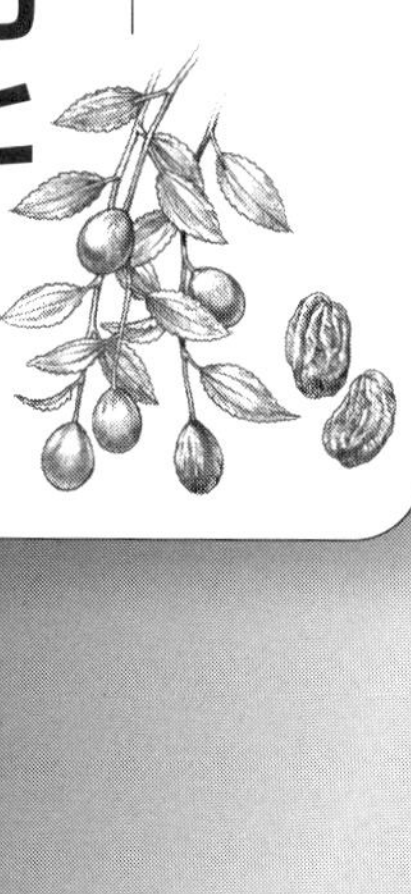

自閉症治療のメインは大柴胡湯

「はじめに」に書いたように大柴胡湯《だいさいことう》を発見してから5年間は大柴胡湯のみを使って、量の増減で効果の違いを観察していました。

しかし、漢方では新薬のように、この病気にはこの薬という考え方では効果は得られません。一人ひとりの「証《しょう》」(体質あるいは病状)に合わせて処方を変えなければなりません。そのためには、どの「証」にはどの薬方(処方された薬)がよいかを知っていなければなりません。

「柴胡剤《さいこざい》」といわれる一群の方剤《ほうざい》は「柴胡《さいこ》」という生薬《しょうやく》を中心にいくつかの生薬を組み合わせた漢方のことをいいます。

「大柴胡湯」は「最実証《じつしょう》」の薬(最も体力の充実した人に用いる薬)ですから、「虚証《きょしょう》」の人(体力が弱い人)には効きません。そのため、同じ柴胡剤でも「実証」の人には大柴胡湯を、「中間証」の人には四逆散《しぎゃくさん》を、「虚証」の人には抑肝散《よくかんさん》をと使い分けます。

ただし、発育期の子どもは、ほとんどが生気に満ちており、実証です。心臓病や腎臓病のような慢性病がある場合は別ですが、私の経験では自閉症の子どもの90パーセント以上が実証ですので、ほとんど初めから大柴胡湯を使っています。

なお、もともと便のゆるい人や、使ってみたら下痢をした人には大黄《だいおう》（下剤の作用がある生薬です）を除いた大柴胡湯去大黄《だいさいことうきょだいおう》を処方しています。

生薬と方剤の違いについて

生薬とは草根木皮や動物や鉱物など、単体の原料のことで、それぞれの効果についてもわかっているものがほとんどです。

方剤とは生薬を何種類か混ぜて作った薬のことで、それぞれの処方に名前がついています（主要な物を後述しました）。漢方医学では診察の結果、それぞれの症状に対して適応する方剤を考えますから、個々の生薬はあまり問題にしません。また、数種類の生薬を合わせることによる相互作用で、個々の生薬では得られない効果が得られる方剤がいくつもあります。

ある大学で心臓によいといわれる漢方薬から有効成分を抽出しようとしたのですが、含まれている成分を取り出していくと、どれも心臓に有効なものがなく、5年かけても見つからなかったという話があります。この方剤ではその中に特別に心臓に有効な成分があるのではなくて、それぞれの生薬の成分の微妙な相互作用によって心臓に有効となるのです。

最近では西洋医学の影響もあって、生薬それぞれの効果を問題にする人が多くなっていますが、本来はそれぞれの生薬の配合の割合が重要なのです。

また、同じ疾患でも「証」によって処方が違います。

膝が痛いので薬がほしい、という女性に漢方をすすめたら、「私は漢方は効かない」と言うのです。理由を聞いてみると、お姉さんが効いたという漢方を飲んでみたけれど効かなかったから、ということでした。それは、姉と妹とでは証が違うからです。その人の証に合った漢方を処方したら、見事に治りました。

大柴胡湯以外の柴胡剤について

精神安定剤としては、柴胡《さいこ》桂枝《けいし》湯《とう》、柴胡《さいこ》桂枝《けいし》乾姜湯《かんきょうとう》、柴胡《さいこ》加《か》竜骨牡蠣湯《りゅうこつぼれいとう》、柴胡《さいこ》清肝湯《せいかんとう》、抑肝散加陳皮半夏《よくかんさんかちんぴはんげ》、柴朴湯《さいぼくとう》などがあります。

とくに漢方の精神安定剤として代表的な柴胡加竜骨牡蠣湯や、疳《かん》の虫《むし》の薬として有名な抑肝散加陳皮半夏は、漢方を勉強していない医師や薬剤師でも自閉症に処方している人がいるようです。

私も初期の手探りのころに一通り試しており、思ったほどの効果が得られないことを実証ずみですので、現在ではこれらを中心に処方することはありません。

大柴胡湯加抑肝散《だいさいことうかよくかんさん》《自閉症の第一選択薬》

自閉症の中心症状は、大柴胡湯の「証」である（大柴胡湯で改善する体質である）ことはまちがいないようです。しかし5年間、大柴胡湯の処方だけでは今ひとつ改善が十分でない感じを持っていたので、他の方剤との合剤を考えました。他の方剤は補剤であり、効果を助けるものです。

一口に柴胡剤といっても、さまざまなものがあります。

大柴胡湯とくらべてほかの生薬は重複するものがほとんどなく、柴胡だけ大柴胡湯の3

分の1の量が入っているというものに「抑肝散」があります。

この2剤をあわせた処方はどうだろうと考えましたが、抑肝散は虚証に用いる薬です。最実証の薬と同系統とはいえ虚証の薬をあわせても大丈夫かどうかが心配でしばらく使えないでいました。

私は以前から漢方古典研究会に参加していましたが、あるとき著名な漢方学者が残した著書の解説の講義があり、その中で実証型の薬方に虚証型の薬方を加える使用例に出会いました。すぐさま先生に質問しましたが、病状によってはかまわないとのお答えです。

それで、さっそく抑肝散を同量加えてみました。そうしたら、自閉症の子どもたちに次のような変化が得られるようになったのです。
・表情が明るくなり、視線が合うようになった。
・言葉のない子でもコミュニケーションがよくなり、こちらのいうことがわかるようになった。
・通学路が決まっていて、同行する母親が帰りに寄り道をしたくてもできない、といったひどいこだわりがなくなった。
・急に計画を変更すると大パニックになったのが、融通がきくようになった。

・体が柔らかくなって、後ろ姿で肩がいかっていたのが下がった。
・体育が嫌いだったのが、嫌がらなくなった。
・他児の遊びに関心を示すようになった。
・言葉が増えてきた。

そして現在では、ほぼ90パーセントの自閉症の人に大柴胡湯と抑肝散の合方《ごうほう》（複数の方剤を合わせたもの）を処方するようになりました。

柴胡《さいこ》湯《とう》加《か》柴竜湯《さいりゅうとう》《緊張が非常に高い場合に》

柴胡加竜骨牡蠣湯（以下、柴竜湯《さいりゅうとう》と略します）は漢方の中でも代表的な精神安定剤です。処方は大柴胡湯に近いですが柴胡の量が少なく、そのかわりにというか、竜骨《りゅうこつ》と牡蠣《ぼれい》が加わっています。この2つはカルシウム剤ですので精神安定作用がありますが、自閉症の人に使ってみると、大柴胡湯より効果が落ちます。

大柴胡湯と抑肝散を合わせた大柴胡湯加抑肝散のときには頑《がん》として変わらなかった表情が、大柴胡湯に柴竜湯を加えると柔らかくなり、こちらに反応するようになってきたり、急に不機嫌になって、人を突き飛ばしたり、つかみかかったりすることが減ってきている例があります。

大柴胡《だいさいこ》湯加《とうか》黄連《おうれん》《イライラして不機嫌な人に》

大柴胡湯と三黄瀉心湯《さんおうしゃしんとう》の合方を言います。双方に大黄《だいおう》が入っているので、下痢をする場合があります。したがって、一方の大黄を除く必要があります。私は主に三黄瀉心湯のかわりに黄連解毒湯《おうれんげどくとう》を用いています。これらの薬は駆瘀血剤《くおけつざい》（よごれた血を除くという意味。血液やリンパ液などの体液の流れをよくすると考えられています）と言われています。イライラやヒステリックな状態に効く精神安定剤ですが、単独では自閉症の人にはほとんど効果はありません。私は自閉症の人でイライラした感じの強い不機嫌状態を示す場合に、この合方を用いていますが、比較的よいように思います。

桂枝《けいし》茯苓丸《ぶくりょうがん》《春秋に不安定になる人に》

駆瘀血剤ですが、更年期障害に有効です。更年期障害の諸症状は自律神経失調と関係が深く、自律神経失調は気圧変動に大きく影響されます。

したがって、春雨前線、梅雨前線、秋雨前線、台風等、とくに低気圧がくると、症状が悪くなります。一般の人ではほとんど感じないようでも、高気圧のときには体は空気で圧迫されて縮んでおり、低気圧になると体はふくらむのです。

この刺激が自律神経の失調を引き起こし、頭痛、めまい、耳なり、微熱、情緒不安定や全身倦怠感、てんかんの人では発作を誘発します。

私が長年観察している結果でまちがいなく言えることは、大型台風が沖縄本島付近に近づいたころに、東京で必ず発作を起こす、てんかんの人が何人かいるということです。この状態に桂枝茯苓丸がかなり有効です。自閉症の人で春秋に不安定になる人にも有効です。

ある35歳の自閉症の男性は、漢方でかなり緊張は緩み、表情も穏やかになったのですが、春や秋になると作業所を休む回数が増えます。そこで桂枝茯苓丸を追加したら、休むことが少なくなりました。

甘麦大棗湯《かんばくたいそうとう》《パニック障害のある人に》

一般には小児の夜泣きやひきつけに用いますが、パニック障害に有効です。ある20代の高機能自閉症の女性が、自閉症の他にパニック障害があり電車に乗れなかったのですが、甘麦大棗湯により、今では電車に乗って自分で薬を取りにきています。

黄耆《おうぎ》建中湯《けんちゅうとう》《攻撃的な人に》

黄耆建中湯はもともとは小児の虚弱体質（脾虚《ひきょ》）の改善によく用いられる薬ですが、短気や粗暴が目立つ場合にも有効とされています。その理由は陰陽五行説にもとづいています。

一例ですが、攻撃的で他人の欠点ばかり追及して、喧嘩をするので困っていた高機能自閉症の人がいます。この状態は肝の気が強すぎるためと考えます。この状態を抑えるためには、肝と相剋《そうこく》関係にある脾を助けるとよいのです。そこでこの人に黄耆建中湯を加えてみたところ、現在は驚くほど穏やかになっています。

ことばの解説――陰陽五行説

五行説の五は「木《もく》・火《か》・土《ど》・金《こん》・水《すい》」の5つの要素のことで自然界に存在するものすべてを5つに分類することができるという考え方です。人体にも同じように陰と陽があり、そのバランスのくずれが病気の原因と考えます。この陰陽五行説にもとづくと、からだの機能は肝《かん》・心《しん》・脾《ひ》・肺《はい》・腎《じん》の5つに分類されます。これらの五臓が助け合って機能しているとき体調は安定します。しかし、どれかが弱かったり、強すぎたりすると、バランスを崩し体調は悪化してしまうのです。また五臓には五腑《ごふ》（胆・小腸・胃・大腸・膀胱《ぼうこう》）と協調関係があります。

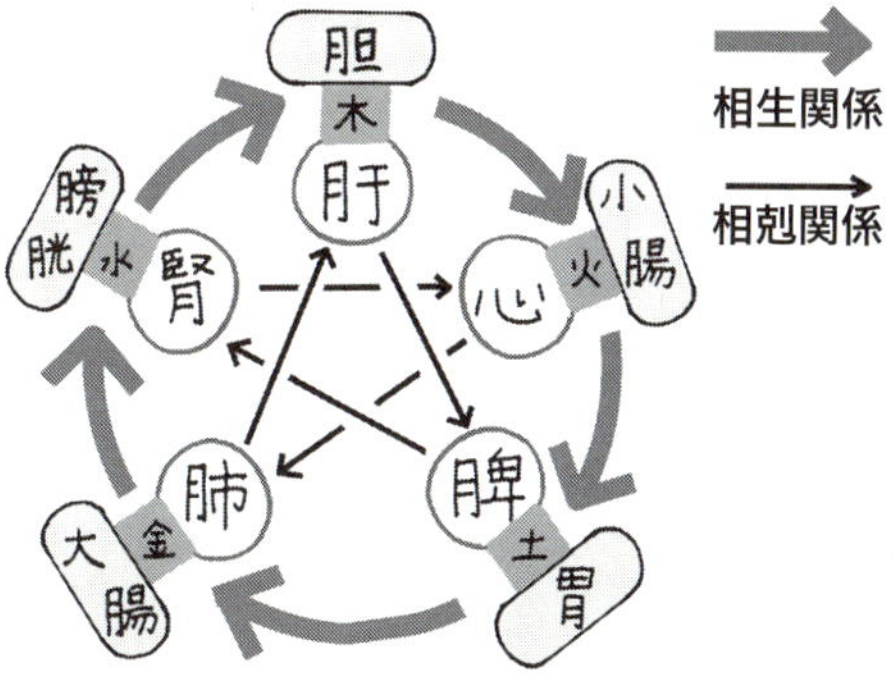

相生（そうせい）とは助け合うことで、相剋（そうこく）とは相手を抑えることです。たとえば肝の気が強すぎると脾を傷め脾虚（脾が弱る）となるように、肝は脾を抑える作用があります。そこで脾を助けると、肝の興を抑えることになります。

処方の仕方と副作用

どんな病気でも重い、軽いがあります。重いと薬の量は多くなります。自閉症の人は非常に緊張が高いので、睡眠薬でも普通の量では効かないことが多いのです。私が多めに処方すると、薬局の人が心配して、年齢にくらべて多すぎないかと、電話がかかってきます。しかし、自閉症の人の場合は明らかに多めのほうがよい結果が出ています。

生薬の量では現在の中医学では、わが国の3〜4倍量を用いており、古典ではさらに多く、10倍も使っています。煮汁に溶け出している有効成分の量を測る手段がないので、本当のところは不明です。ただし、中国の水は硬水のため成分が溶けにくいので生薬の量が多く必要ですが、わが国の水は軟水で成分が溶けやすいので、生薬の量が少なくてもすむのだという説が一般的です。しかし、中国の学者の中には、日本の生薬の使い方は少なすぎるのではないかという人もいるようです。

最近は、ほとんどの漢方薬が方剤の形になっており、成人一日量が3包になっています。

ところが緊張の高い自閉症の人では一日3包のところを4包にすると、ぐっと落ち着く場合がしばしばあります。

幼児のケースでも2包の間は、まったくしゃべらず、かたい表情をしていた子が、大柴胡湯を大人量の3包にしたら、顔色がよくなり、表情が明るくなり、急にしゃべりはじめました。現在、成人では大柴胡湯のみ4包、他の方剤は3包に、幼児では大柴胡湯だけ3包、他の方剤は2包にしている例がありますが、副作用は出ていません。

薬はなるべく飲ませたくないと言って、漢方の量を増やしたがらないお母さんがときどきいますが、効かない量の薬を飲ませていても意味がありません。もし、副作用が出た場合は直ちに減量するか、中止すればよいのです。薬に罪はありません。責任はそれを使う人にあります。

薬を飲んでくれない場合は

漢方は空腹時に飲むことになっています。本当は西洋薬も空腹時に飲んだほうがよく効きますが、胃に障害が起こりやすいので、食後30分となっています。

自閉症の子には臭いに敏感な子が多く、何に混ぜても漢方を飲んでくれない子がいます。小さい子では、溶かした漢方薬を注腸《ちゅうちょう》（浣腸《かんちょう》と同じ。解熱剤、鎮痛剤、鎮吐剤など座薬の形で肛門から入れるのと同様）してもらっていますが、よく効きます。ただし、4～5分肛門を押さえていないと、入れた薬が出てしまいます。

大人の自閉症の人では、自分が飲もうと思わないと薬を飲んでくれません。

34歳の自閉症の男性は大柴胡湯だけ飲んで抑肝散を飲んでくれません。そこで私は彼に、「君は緊張が強いから、人と話をするのも大変でしょう、抑肝散も飲んだほうがリラックスできて楽になるよ」と言いました。彼は知らん顔をしていましたが、しばらくすると自分から抑肝散も飲み始めました。すると、それまで作業所へは週1日しか行かなかったのが、2日になり、3日になり、今では週3日から4日、通うようになりました。

このように、大人の自閉症の人で薬を飲んでくれない場合でも、本人が聞いてくれるかどうかわからなくても、一応、説得してみるべきだと思います。

コラム

漢方薬　Q&A

Q1　漢方は副作用はありますか？　乳児に飲ませても大丈夫ですか？

A　副作用はほとんどないといっていいでしょう。何種類か合わせて飲んで、同じ生薬の量が増えていた場合は、問題になる可能性はありますが、受診された患者さんでここ20年来副作用は起こっていません。乳児に飲ませても大丈夫です。早いうちから飲んだほうが効果があります。

Q2　どのくらいで、効果が出てくるのですか？

A　半年経てば違いが出てきます。睡眠障害やパニックなどは、2～3ヵ月以内に効果が現れます。睡眠障害の子どもでは、漢方を飲んだその日から効果があることもあります。

Q3　ほかの薬との併用はできますか？

A　大丈夫です。風邪薬、胃腸薬、アレルギー、ぜんそくの薬など併用できます。

Q4　大人でも効くのでしょうか？

A　大人でも効きます。30歳を過ぎてからでも変わります。40歳を過ぎた高機能自閉症の人も現在穏やかに過ごしています。

Q５　遠方（北海道・九州）に住んでいるので、初診以降で、漢方を処方してもらうにはどのようにすればよいですか？

Ａ　かかりつけ医に相談してください。小児科でも内科でもよいです。先生と相談して漢方を処方してもよいという了解を得たら、処方紹介の依頼状をお出しします。ただし、半年に一度は受診をお願いします。状態によって途中で処方を変更する場合もあります。

Q６　飲むのを嫌がる場合、いい方法はありますか？

Ａ　大人はあまり嫌がる人はいませんが、小さい子どもほど嫌がります。ミルクやジュースに入れて飲ませることもありますが、味が変わってしまうので、それでも嫌がる場合は注腸します（↓１０２ページ）。

Q７　症状が落ち着いてきました。薬はいつまで続ければいいのでしょうか？

Ａ　３〜４歳で飲み始めた場合は、12〜13歳で飲むのをやめても後戻りはしない人もいます。飲み始めたのが遅いと後戻りする傾向はあります。症状がよくなったら一度やめてみて、また症状が出たら再開することをおすすめします。

Q8　受診には本人を毎回連れてきたほうがよいでしょうか？

A　本人を連れてくるのはときどきで結構です。半年に一度くらいは受診をお願いします。家庭での状況を報告してください。それによって処方を変えることがあります。受診の際には日常生活で、困ったことなどをメモに書いておくとよいでしょう。

Q9　言葉は伸びますか？

A　緊張がほぐれれば、子どものほうから、伸びようとします。言葉を吸収しようとします。急に言葉が伸びはじめたケースもあります。

Q10　漢方薬治療は高いのでしょうか？

A　保険診療で対応しております。その状態によって処方する漢方の種類、分量は若干変わります。

方剤と構成生薬

大柴胡湯（出典、傷寒論）

サイコ	6.0
ハンゲ	6.0
オウゴン	3.0
シャクヤク	3.0
タイソウ	3.0
キジツ	3.0
ショウキョウ	1.5
ダイオウ	0.5

抑肝散（出典、保嬰撮要）

トウキ	3.0
センキュウ	3.0
ブクリョウ	4.0
ビャクジュツ	4.0
サイコ	2.0
カンゾウ	1.5
チョウトウコウ	3.0

代表的な生薬例

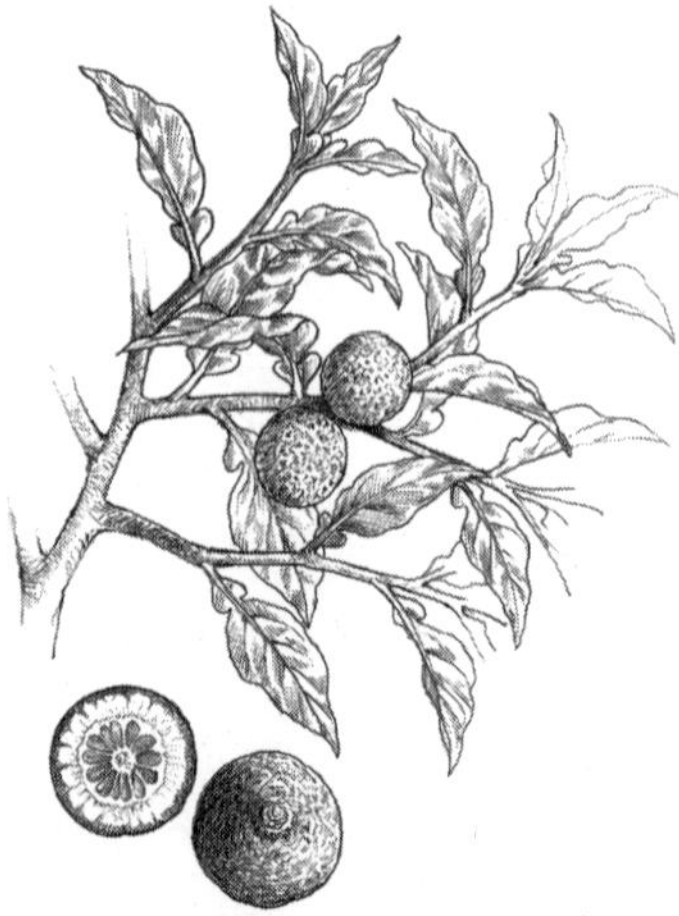

枳実（キジツ）
ミカン科。薬用部分は未熟果実。抗アレルギー作用があり、飲食過多の腹部膨満感・腹痛・下痢や便秘に用いられる。

三黄瀉心湯（出典、金匱要略）

ダイオウ……………2・0
オウゴン……………1・0
オウレン……………1・0

四逆散（出典、傷寒論）

サイコ末……………1・8
シャクヤク末………1・8
キジツ末……………1・8
カンゾウ末…………0・9

桂枝茯苓丸（出典、金匱要略）

ケイヒ末……………2・0
ブクリョウ末………2・0
ボタンピ末…………2・0
トウニン末…………2・0
シャクヤク末………2・0

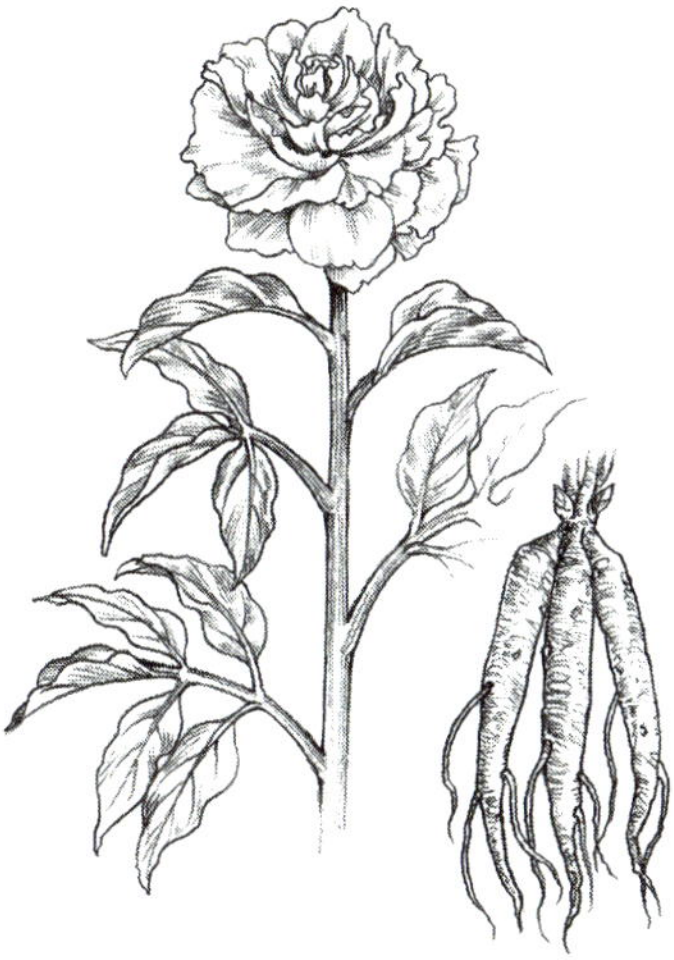

芍薬（シャクヤク）
ボタン科。薬用部分は根。筋肉けいれん・腹痛・胃けいれん・頭痛・婦人病などに応用される。

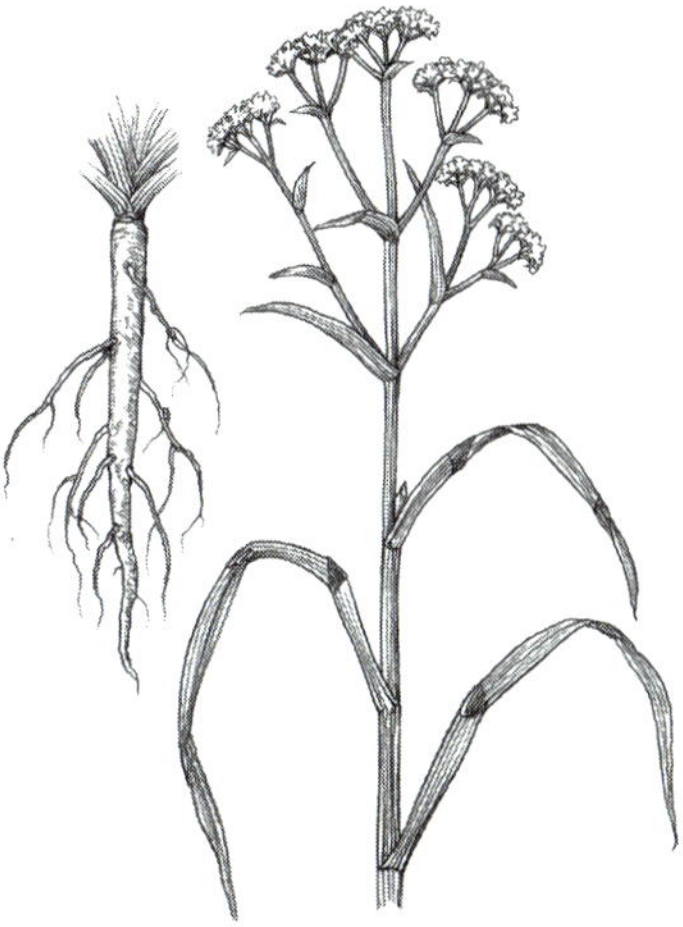

柴胡（サイコ）
セリ科。薬用部分は根。煎液には体温降下作用があり、黄疸・胃炎・頭痛にも使われる。

方剤と構成生薬

柴胡加竜骨牡蠣湯（出典、傷寒論）

サイコ……5・0
ハンゲ……4・0
ブクリョウ……3・0
ケイヒ……3・0
タイソウ……2・5
ニンジン……2・5
リュウコツ……2・5
ボレイ……2・5
ショウキョウ……0・5
ダイオウ……1・0

黄連解毒湯（出典、万病回春）

オウレン……1・5
オウゴン……3・0
オウバク……3・0
サンシシ……3・0

代表的な生薬例

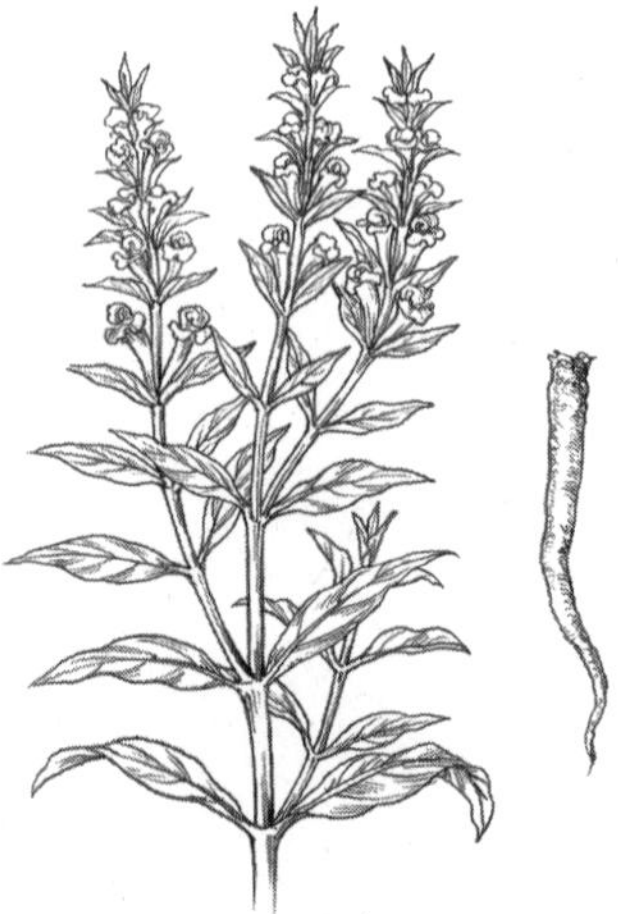

黄芩（オウゴン）
シソ科。薬用部分は根。解熱・消炎・鎮痛・止血などの効果があり、健胃・下痢・鼻血止めなどに応用される。

甘麦大棗湯（出典、金匱要略）

カンゾウ…………5・0
タイソウ…………6・0
ショウバク………20・0

黄耆建中湯（出典、金匱要略）

ケイヒ……………3・0
タイソウ…………3・0
シャクヤク………6・0
カンゾウ…………3・0
ショウキョウ……1・5
オウギ……………1・5
マルツエキス……20・0
（単位g）

大棗（タイソウ）
クロウメモドキ科。ナツメ。薬用部分は果実。薬膳料理の素材としても有名。漢方では、鎮静・強壮・緩和・利尿薬として、神経症・神経衰弱などに使われる。

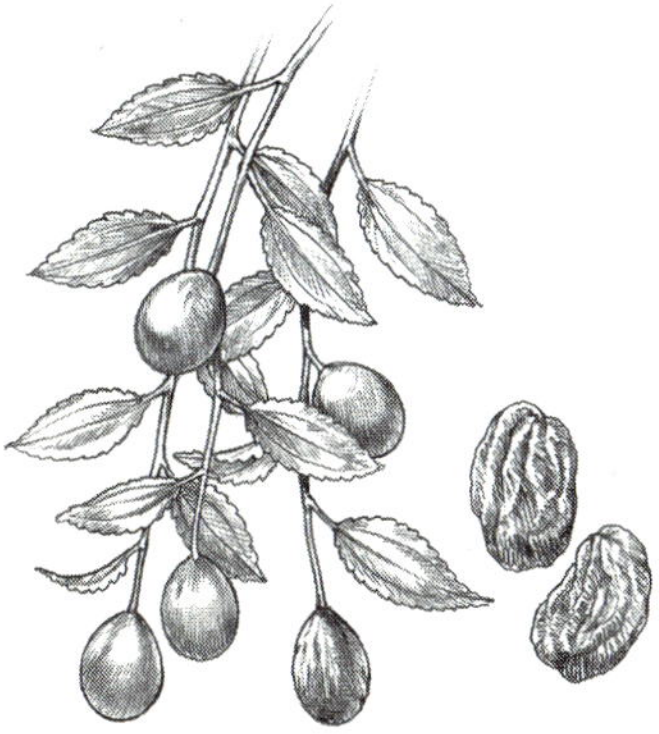

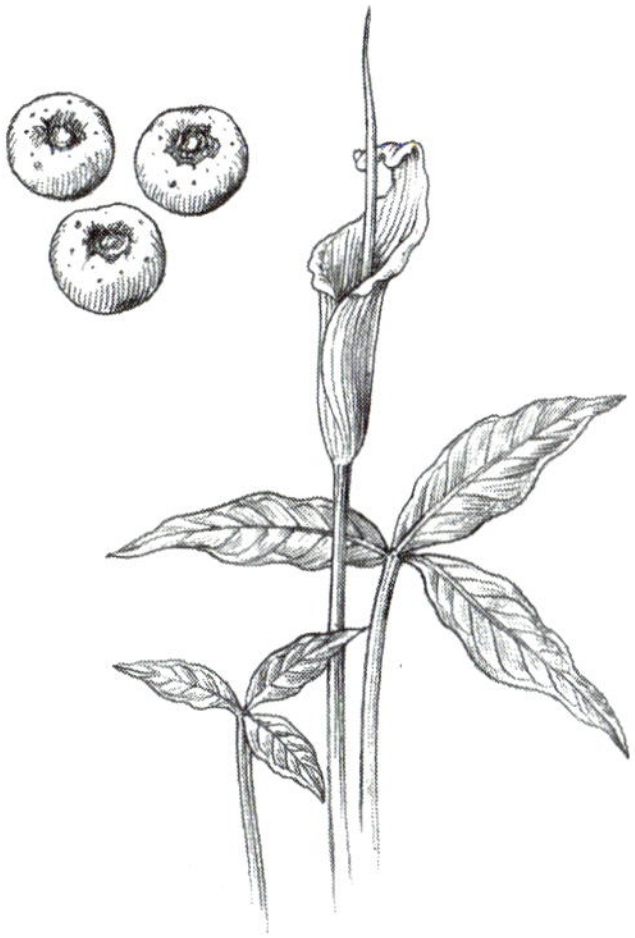

半夏（ハンゲ）
カラスビシャク、サトイモ科。生薬名がハンゲ。薬用部分は塊茎。吐き気止め・鎮静・たんを切るなどの効用がある。

参考：宮原桂編著『漢方ポケット図鑑』（源草社）

第5章

18の実例からわかる漢方治療の実態

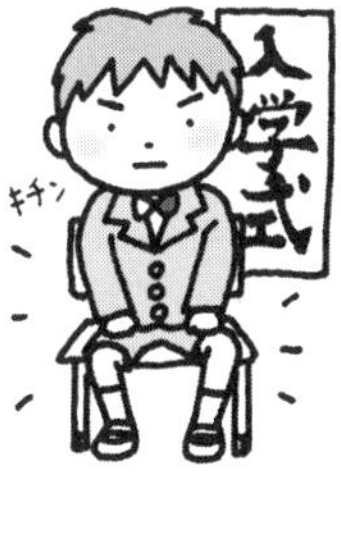

私のところへ来院される方は、すでに地元の相談機関か大学病院などで診断されている方ばかりですが、ときどき誤診があります。とくに多いのがADHDで、これは自閉症と似たところがあり、3歳ころまでは、診断がむずかしいのです。つぎに多いのが精神遅滞ですが、これは歩き始めが遅いのですぐわかるのですが、こういった発達神経学的診断を考慮に入れない医師が多いようです。そればかりか自閉症＋精神遅滞と、わざわざ精神遅滞をつけて言う医師が多くなったことは、一つの流行のようなもので、それは誤りであることは先に述べました。

以下の症例は初診時の年齢順に並べましたが、初診が早くても、障害の程度によって改善の程度はさまざまです。

症例 1

初診時の状況

◉初診時年齢／2歳10ヵ月の女児。

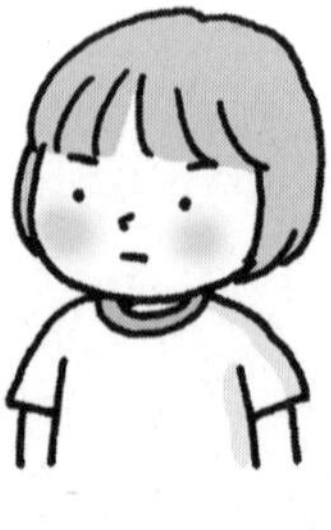

◉診断名／自閉傾向、精神遅滞と診断されていた。

⬇歩き始めは１歳４ヵ月で、平均よりやや遅いですが、この程度の歩き始めの子の中には、知能正常の子と境界域程度の遅れのある子が混ざっているので、判断がむずかしいところです。

◉主症状／視線が合わない。寝つきが悪く、午後10時過ぎに入眠。午前3時、4時に覚醒する。

⬇睡眠時間が短いのは脳の緊張が高い証拠ということができます。
２歳７ヵ月ごろやっと「バイバイ」と言うようになった。

処方

大柴胡湯去大黄《だいさいことうきょだいおう》を朝夕、空腹時に半包ずつから始めました。
睡眠がよくなり、早朝起きることもなくなりました。

1ヵ月目（2歳11ヵ月）

処方変更　薬を飲むことに慣れたので、
■**大柴胡湯去大黄**　１包
■**抑肝散《よくかんさん》**　１包　にそれぞれ増量しました。

2ヵ月目（3歳0ヵ月）

睡眠がさらによくなり、単語が出てきました。色の名前もわかるようになりました。食事中に物を落としたら、「落ちた」と言ったそうです。

3ヵ月目（3歳1ヵ月）

処方変更　体格などを考えて、

■**大柴胡湯去大黄　2包**

■**抑肝散　2包**　を朝夕1包ずつとしました。

単語が増えてきました。階段を交互に足を出して上るようになりました。昼寝を1時間くらいするようになりました。

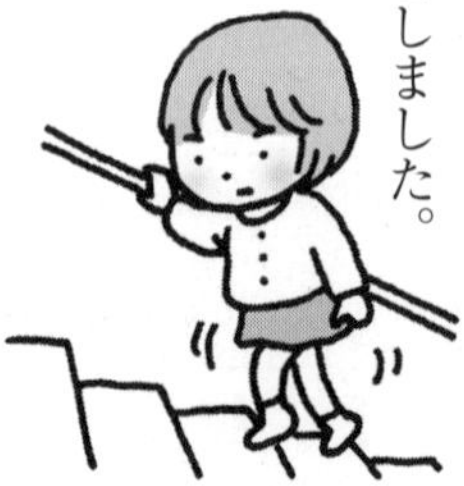

4ヵ月目（3歳2ヵ月）

まだ会話にはなりませんが、オウム返しで言うことが多くなりました。スキンシップを求めるようになり、親に「だっこ」と言ってくるようになりました。

⇩これは、自閉症という障害が弱まってきた兆しです。

5ヵ月目（3歳3ヵ月）

ジグソーパズルを8ピースまでできるようになりました。平仮名をほとんど読めるようになり、歌を歌うようになりました。

6カ月目（3歳4カ月）

積極的に何かをしようとする意欲が出てきました。

7カ月目（3歳5カ月）

運動神経がよくなりました。こわがってやらなかったことができるようになりました。

⇩このことは、運動神経がよくなったのではなくて、緊張が緩んで、軽い気持ちで行動がとれるようになったことを示唆しています。

「ちょうだい」「おいしかった」「おなか空いた」などの感情表現を言葉にするようになりました。

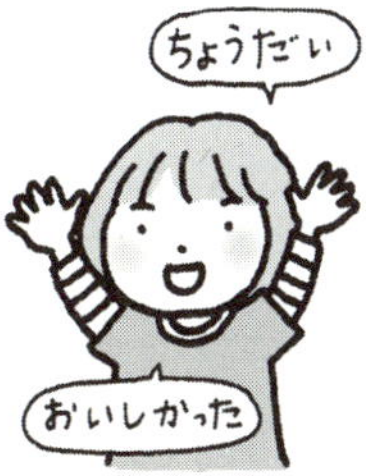

8カ月目（3歳6カ月）

色の名がよくわかるようになりました。

9カ月目（3歳7カ月）

平仮名、アルファベットを読むようになり言葉が増えました。絵本の文字を読むようになりました。母親がいないと不安定になります。

⇩このことは母親との情緒的つながりができたことを示しており、自閉症の特徴の一つである対人関係が改善されたことを示しています。

10ヵ月目（3歳8ヵ月）

運動能力が伸び、走るのも速くなりました。しゃべるときに金切り声を出すことがあるとのことです。

⇩このことは、まだ会話になれていないため、発声のコントロールがうまくいかないことを示しています。

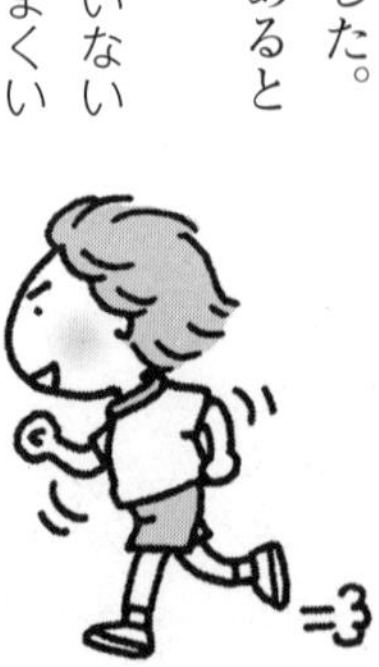

ポイント

この例は漢方により緊張がとけてきて、まわりが見えるようになり、周囲からの影響を吸収して、発達し始めたことを示しています。しかしまだ表情は硬く、緊張が残っているようなので、４歳を過ぎたら増量したいと思っています。

症例 2

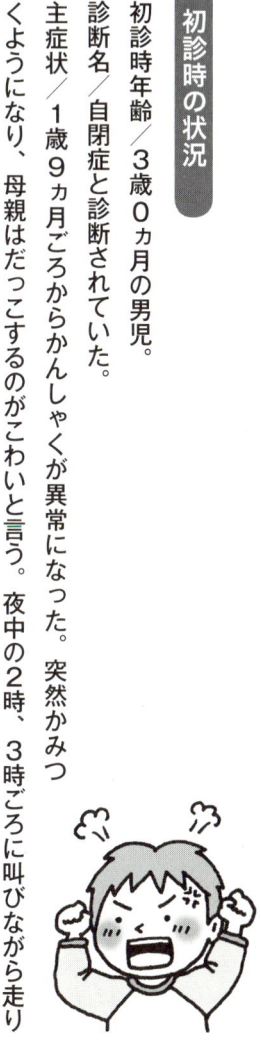

初診時の状況

◉初診時年齢／3歳0ヵ月の男児。

◉診断名／自閉症と診断されていた。

◉主症状／1歳9ヵ月ごろからかんしゃくが異常になった。突然かみつくようになり、母親はだっこするのがこわいと言う。夜中の2時、3時ごろに叫びながら走りまわるが、言葉は出ない。

処方

大柴胡《だいさいこ》湯《とう》1包、就寝前1回から始めましたが、下痢のため大柴胡湯去大黄に変更しました。

かんしゃくが激減しました。ドライヤーの音や掃除機の音を嫌い、母親にかみついていたのが、その音を聞いても平気になりました。

⬇聴覚が鋭敏なため、機械的でハイピッチな音を嫌い、その音でイライラして、かみついたものと思いますが緊張が緩んで、あまりイライラしなくなったと考えられます。

6ヵ月目（3歳6ヵ月）

処方変更　さらなる改善を求めて、

■大柴胡湯　1包半

■黄連解毒湯《おうれんげどくとう》　1包　を朝夕2回にしました。

母親がしかってもパニックにはならなくなったそうです（このパニックはかんしゃく発作です↓60ページ参照）。

1年目（4歳0ヵ月）

処方変更　黄連解毒湯を飲まなくなったため、

■大柴胡湯　2包　としました。

機嫌がよいです。薬を自分で持ってきて飲みます。パズルをするようになりました。人真似をします。片仮名を言うと全部指さすようになりました。ただし、相変わらず言葉は出ません。多動傾向があります。

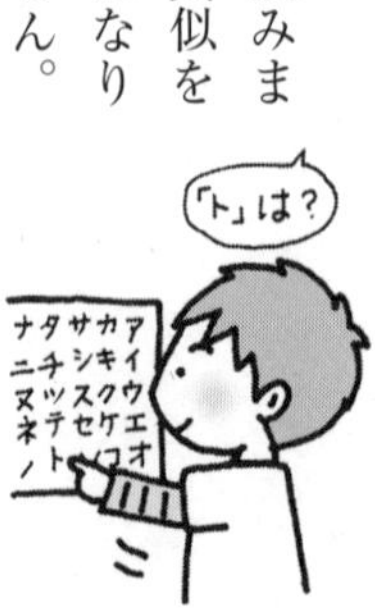

3年6ヵ月目（6歳6ヵ月）

処方変更　多動傾向が続いています。この多動は緊張がまだ続いているためと考え、

4年6ヵ月目（7歳6ヵ月）

■大柴胡湯去大黄《だいさいことうきょだいおう》　2包
■抑肝散《よくかんさん》　2包　にしました。

養護学校（特別支援学校）小学部へ入学することになりましたが、心配した入学式中、席にじっと座っていられました。

教師からコミュニケーションがよいと言われました。

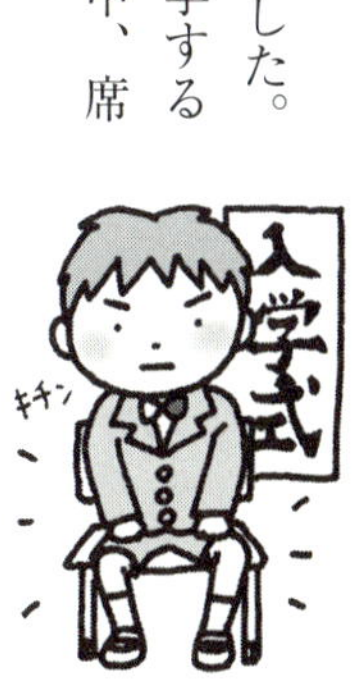

処方変更　眠らなくなったため、
■大柴胡湯去大黄　3包
■抑肝散　3包　にそれぞれ増量しました。

再び睡眠が改善しました。人懐っこくなりました。単語を数語言えるようになりました。教師から「コミュニケーションがよくて自閉症とは思えない」と言われるとのことです。

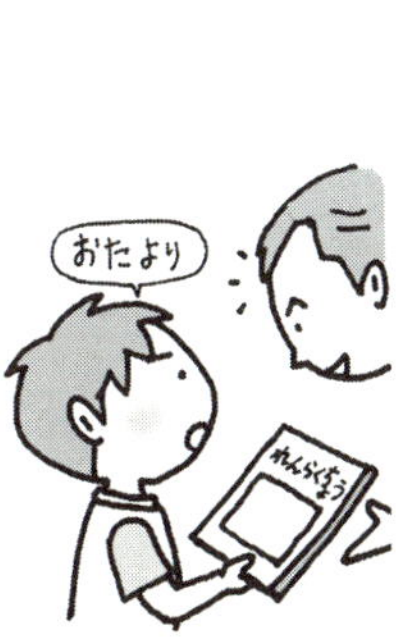

ポイント

この例は非常に緊張が高く、そのため言葉が出なかったものと考えられます。それが漢方を大人の量にしたことで、やっと緊張がとけ、しゃべることができるようになったものと思います。

症例 3

初診時の状況

◉初診時年齢／3歳8ヵ月の男児。

◉診断名／自閉症と診断されていた。

◉主症状／「マンマ」などと言っていたのが1歳2ヵ月ごろ消えた。眠りが浅く、夜中に起きる。偏食がひどく、食べるものはご飯、パン、麺類のみ。

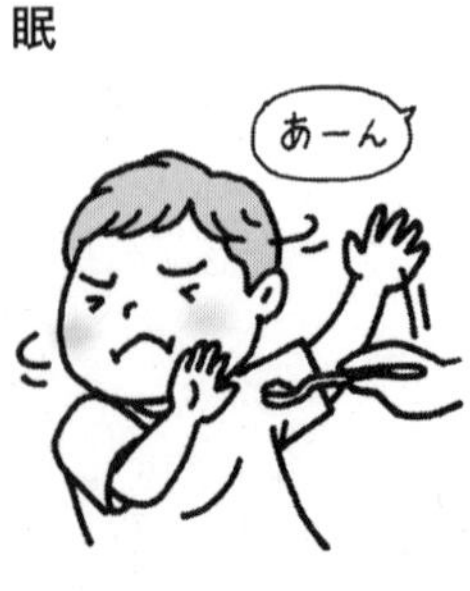

処方

大柴胡《だいさいこ》湯去大黄《とうきょだいおう》1包、抑肝散《よくかんさん》1包を朝夕2回から始めました。

1ヵ月目（3歳9ヵ月）

眠るようになったが、落ち着きがありません。

2ヵ月目（3歳10ヵ月）

言葉の真似をするようになりました。

4ヵ月目（4歳0ヵ月）

処方変更　表情が硬く、こちらが「おはよう」と言っても、知らん顔をしているので、増量することにしました。

■**大柴胡湯去大黄**　**2包**
■**抑肝散**　**2包**　を朝夕2回にしました。

7ヵ月目（4歳3ヵ月）

言葉らしい発音の口真似をするようになりました。

10ヵ月目（4歳6ヵ月）

処方変更　今一つ緊張が高いように思うので増量しました。

■**大柴胡湯去大黄**　**3包**
■**黄連《おうれん》解毒湯《げどくとう》**　**2包**　にしました。

言葉の真似、動作の真似をするようになりました。

1年目（4歳8ヵ月）

「おはよう」と小さな声で言うようになりました。歌を歌うが、歌詞が何を言っているのかわからないとのことです。

1年4ヵ月目（5歳0ヵ月）

処方変更　落ち着きがないというので、

■ 大柴胡湯去大黄　3包
■ 抑肝散　3包　にしました。

言葉は増えています。

1年7ヵ月目（5歳3ヵ月）

頭を下げて、「おはよう」と言うようになりました。にこにこして座っています。表情が明るくなりました。

1年10ヵ月目（5歳6ヵ月）

単語が増えてきました。意思表示をするようになりました。

2年3ヵ月目（5歳11ヵ月）

こちらが先に、「おはよう」と言うと、恥ずかしそうな表情をするようになりました。帰るときに、「さようなら」と言うと、笑顔で「さようなら」と言うようになりました。

2年7ヵ月目（6歳3ヵ月）

名前を聞くと答えるようになりました。

2年10ヵ月目（6歳6ヵ月）

処方変更　機嫌がよすぎて興奮気味であり、夜眠らなくなったため、抑肝散を止めて、

■大柴胡湯去大黄　3包
■柴胡《さいこ》加《か》竜骨牡蠣湯《りゅうこつぼれいとう》　2包　としました。

抑肝散ではときどき気分が高揚することがあります。

3年目（6歳8ヵ月）

遠足に行きました。皆と同じ行動がとれるようになりました。

ポイント

この例は緊張が強く、子ども量（2包）では効果が少なかったので、大柴胡湯を大人量（3包）にしたら、ぐっと改善した例です。

症例 4

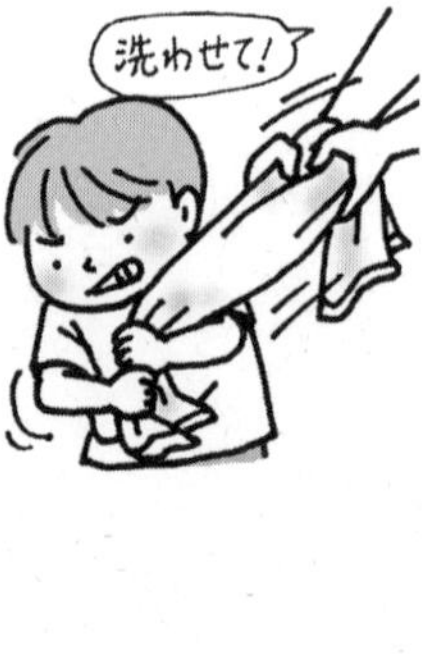

初診時の状況

◉初診時年齢／4歳1ヵ月の男児。

◉診断名／自閉症と診断されていた。

◉主症状／物に対するこだわりが強い。単語は30語程あるが、会話にはならない。コミュニケーションがとりにくいなど。

処方

大柴胡湯《だいさいことう》1包、抑肝散《よくかんさん》1包を朝夕半包ずつの服用から開始しました。

1ヵ月目（4歳2ヵ月）

気分がやや高揚している感じです。物に対するこだわりが減ってきました。幼稚園で友だちと手をつなぐようになりました。この例は効果が早く現れた、特殊な例と言えます（通常は効果は数ヵ月先に出ます）。

6ヵ月目（4歳7ヵ月）

しゃべり方が自然になってきたが、助詞をまちがえます。これはそのつど訂正してもらうことにしました。

1年目（5歳1ヵ月）

幼稚園で劇の台詞をちゃんと言えました。

1年6ヵ月目（5歳7ヵ月）

言葉で的確なやり取りができるようになりました。相撲をすると自分が勝ちたいという気持ちが出てきたようです。

⇩自閉症の子の中には、自分が1番でなければならないという、こだわりを持っていて、競争で自分が1着にならないと不機嫌になって騒ぐ子がいます。しかし、大部分の自閉症の子は他人のことは関係なく、自分の世界だけですから、勝ちたいなどと思わないのが普通です。この子は勝ちたいという気持ちが出てきたのですから、自分だけの世界から脱出して、一般の世界に入ってきたことになります。

2年目（6歳1ヵ月）

幼稚園であったことを報告するようになりました。平仮名を覚えたり、足し算をするようになりました。時計の時間を分単位まで読めるようになりました。絵もよく描くようになりました。

2年6ヵ月（6歳7ヵ月）

自分でやりたい気持ちが強くなり、「僕にやらせて」と言うようになりました。

小学校通常学級に問題なく入学できました。

ポイント

この例は自閉症の人の中では比較的緊張が少ないほうだったので、子ども量で十分効果が得られたケースです。

症例 5

初診時の状況

◉初診時年齢／4歳6ヵ月の女児。

◉診断名／自閉症と診断されていた。

◉主症状／コミュニケーションがよくできない。自分の意思は伝えられるが、こちらの言うこと

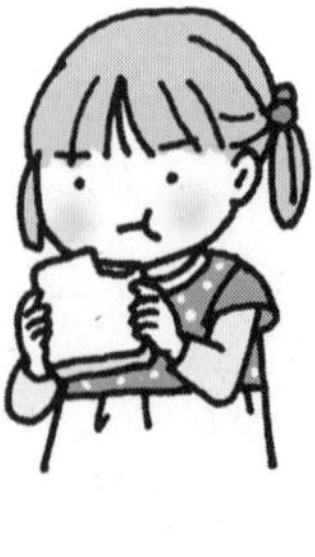

を理解しにくい。偏食がひどく、白飯、なにもついていないパン以外はほとんど食べない。バイクの音を怖がるなど。

処方

大柴胡湯《だいさいことう》1包、抑肝散《よくかんさん》1包から始めました。

3ヵ月目（4歳9ヵ月）

うるさいほどよくしゃべるようになりましたが、助詞をまちがえます。

6ヵ月目（5歳0ヵ月）

幼稚園の友だちについて行きたがるようになりました。食べ物を少しずつ味をみて食べようとするようになってきました。

⬇前に述べたように、偏食は味覚が鋭敏なために起こる現象と考えられますが、漢方で緊張が緩み、周囲が見えはじめると、皆が食べている物を自分も食べたほうがよいと思うようになるらしく、こちらから言わなくても、自分から食べる努力をするようになった子がほかにも数名

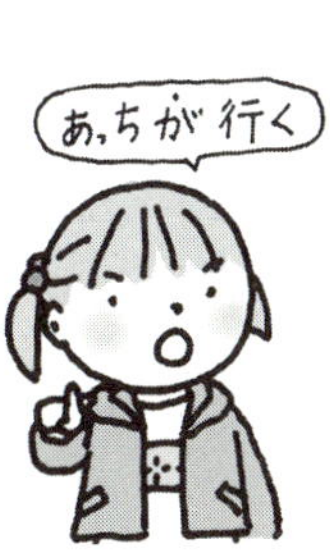

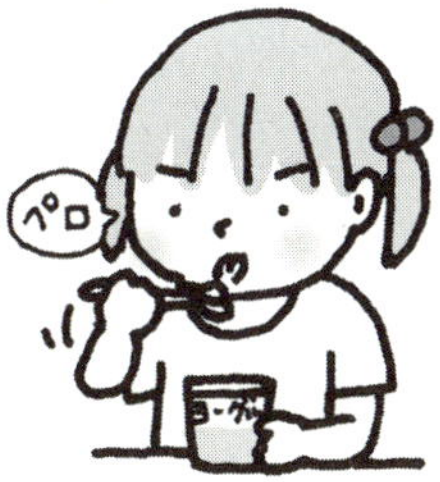

出てきています。

10ヵ月目（5歳4ヵ月）

処方変更　こだわりが強くなったため、

■大柴胡湯　2包

■抑肝散　1包　としました。

1年目（5歳6ヵ月）

こだわりが減りました。自分からよく話をするようになりました。

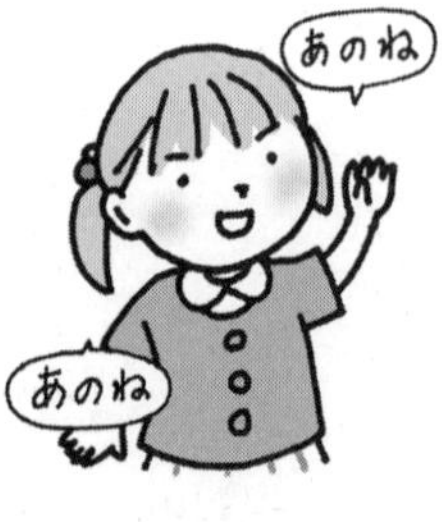

ポイント

この例は聴覚、味覚が鋭敏な例ですが、漢方で緊張が緩んで、我慢しやすくなったので、自分から変わっていったケースです。

症例 6

初診時の状況

◉初診時年齢／5歳0ヵ月の男児。

◉診断名／アスペルガー症候群と診断されていた。知的レベルは平均以上。

◉主症状／入眠困難、イライラしやすい、友だちと遊べない、集団参加ができないなど。

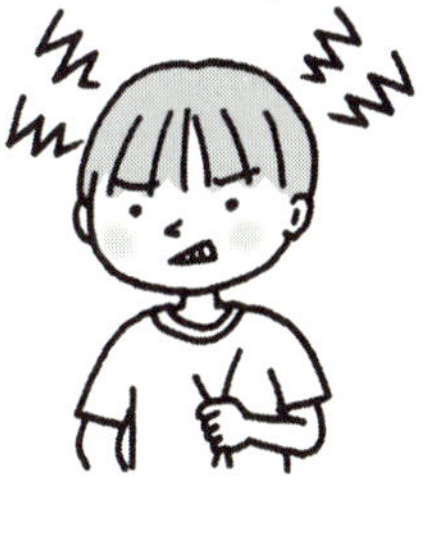

処方

大柴胡湯去大黄《だいさいことうきょだいおう》2包、抑肝散《よくかんさん》2包から開始しました。

1ヵ月目（5歳1ヵ月）

あまり変わりませんが、1人仲のよい子ができたとのことです。面倒見のよい子のようです。

5ヵ月目（5歳5ヵ月）

お気に入りの女の子に自分から声をかけるようになりました。

⬇今までは緊張が高くて、声をかけたくてもかけられなかったのが、緊張が緩んで、楽に声をかけられるようになったようです。遊びに入れてもらえるグループと、入れてもらえないグループがあります。本人の適応能力が十分でないため、グループの遊びのレベルによって、ついて行けるグループと、ついて行けないグループがあるからではないかと思います。

6ヵ月目（5歳6ヵ月）

運動会でよくやったと皆から言ってもらえました。大縄跳びで、いたずらをして、邪魔をした子に、「あやまれ」と言ったという、今までは言えなかったことが言えたとの報告がありました。

⇩このことは、おそらく、運動会で皆にほめられて、自信がついたことによると思われますが、その前に運動会に参加して、ちゃんとできたことが、大きな変化であると思います。緊張が高いままだと集団には入れずに運動会にも参加できなかった可能性があります。

ポイント

自閉症の子どもには緊張が高いため、集団から逃げ出したがる子がいます。この例でもそうでしたが、漢方で緊張がとれ、気軽に集団に入れるようになり、さらに、運動会でよくやったと皆からほめられたことが自信になって、行動が積極化していったと考えられます。

症例 7

初診時の状況

◉初診時年齢／5歳1ヵ月の女児。
◉診断名／自閉症と診断されていた。
◉主症状／言葉はかなりあるが、一方的でこちらの質問にあった返事はしない。意味不明なことを言うなど。

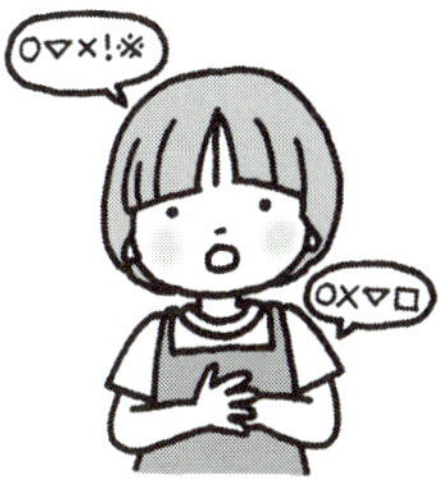

処方　大柴胡《だいさいこ》湯《とう》1包、抑肝散《よくかんさん》1包から始めました。

1ヵ月目（5歳2ヵ月）　あまり変わらないとのことです。

2ヵ月目（5歳3ヵ月）　言葉が増えてきました。何か言いにくることが多くなったそうです。

3ヵ月目（5歳4ヵ月）

同年齢の子と遊ぶようになりました。

6ヵ月目（5歳7ヵ月）

意味不明なことを言うことが少なくなりました。

1年3ヵ月目（6歳4ヵ月）

処方変更　体格が大きくなったので、

■大柴胡湯　2包

■抑肝散　2包　に増量しました。

私が「おりこうさんにしてる?」と質問すると、「おりこうさんだよ、本当だよ」と言い、友だちの名前をたずねると、4人の名前を言うなど、質問にあった返事をするようになりました。

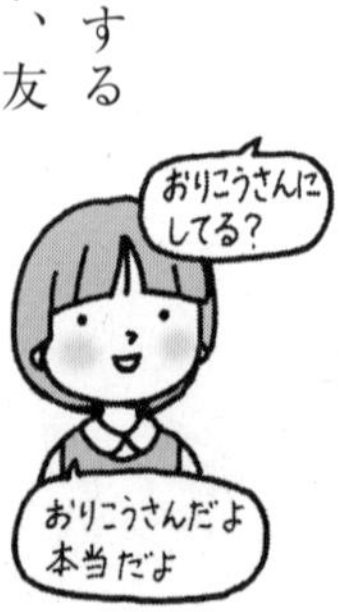
おりこうさんにしてる?
おりこうさんだよ
本当だよ

1年10ヵ月目（6歳11ヵ月）

小学校通常学級入学。

2年6ヵ月目（7歳7ヵ月）

1学期の成績は上位に入りました。母親より「かっこ悪い、恥ずかしいということがわからないので、どう教えていけばよいのか」という質問がありました。

⬇この問題は生活習慣の一つに入ると思います。小さいときから、自然に身についてゆくもので、普通は特別に教えるものではありませんが、そのつど教えていくしか方法はないと思います。

4年2ヵ月目（9歳3ヵ月）

小学3年生になりました。1学期の成績は上位です。友だちも多く、リーダーシップをとって遊んでいるとのことです。

7年8ヵ月（12歳9ヵ月）

処方変更
■大柴胡湯　　3包
■抑肝散　　3包　としました。
都内の有名私立、中高一貫女子校へ入学しました。

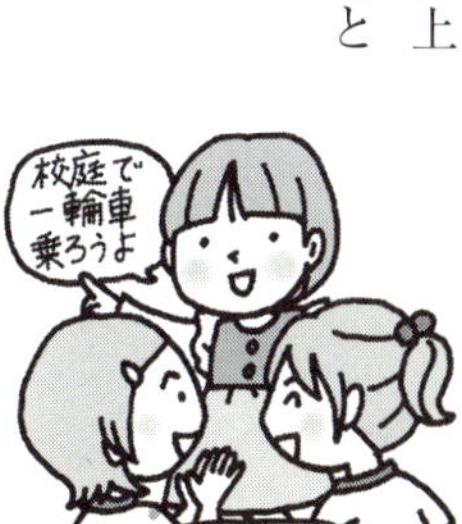
校庭で一輪車乗ろうよ
やろうやろう

私立文桜女学院中等部
入学式

ポイント

この例は3歳のときには言語はありませんでしたから高機能自閉症ではありません。4歳になると医師からは将来は望めないと言われ、療育で社会適応力を伸ばしていくことをすすめられた子でした。私の漢方治療でもっとも能力が伸びた子です。しかし、まだかなり緊張が高いので新しい学校に慣れるまで、しばらく漢方の服薬を続けることにしています。

症例 8

初診時の状況

◉初診時年齢／5歳4ヵ月の男児。
◉診断名／広汎性発達障害と診断されていた。
◉主症状／一方的にしゃべるが、こちらの言うことを聞いていない。集

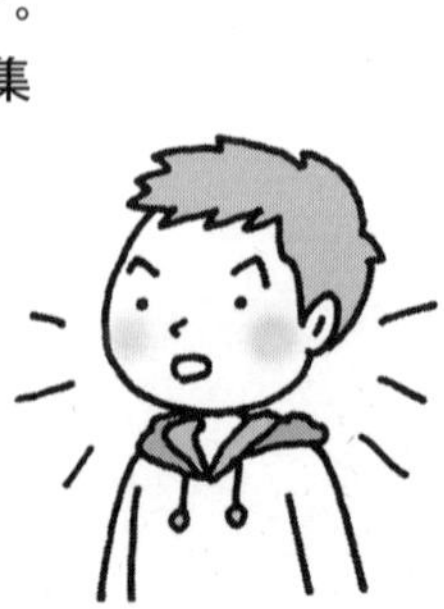

団に入れないなど。

処方

大柴胡湯《だいさいことう》1包、抑肝散《よくかんさん》1包から開始しました。

3ヵ月目（5歳7ヵ月）

集団に入ろうとする傾向が見られるようになってきました。寝つきがよくなりました。集中力も出てきたとのことです。

5ヵ月目（5歳9ヵ月）

処方変更　イライラ傾向が見られるため、

■**大柴胡湯　2包**
■**黄連解毒湯《おうれんげどくとう》　2包**　に変更しました。

話しかけようとするが、言葉がついてきません。

⬇自閉症の特徴である、人とのかかわりを求めることが少なかったのが、改善されてきたことを示しています。

8ヵ月目（6歳0ヵ月）

説明をすることができるようになってきました。お遊戯会で自分から役をしたいと言って、やらせてもらうことになりました。

10ヵ月目（6歳2ヵ月）

薬を自分から飲むようになりました。字を書くようになりました。友だちに笑われると怒るようになりました。

⬇このことも対人関係が成立するようになった証拠といえます。自閉症の子は、人に笑われることの意味がわからないため、笑われても平気でいることが多いのが特徴の一つですが、馬鹿にされたという、相手の気持ちを受け取れるようになったこと、それに反応して怒るという感情が起こったということは、正常な対人関係が成立したということで、自閉症という障害が改善されたことになります。

1年目（6歳4ヵ月）

小学校通常学級に入学できました。

1年6ヵ月目（6歳10ヵ月）

教師から心配ないと言われたそうです。

2年6ヵ月目（7歳10ヵ月）

日記を書いているそうです。

3年目（8歳4ヵ月）

3年生になりました。手を挙げて答えるようになりました。成績は普通とのことです。

4年目（9歳4ヵ月）

4年生になったらクラスの友だちも、先生も今までのように手を貸してくれなくなったようで、そのことを本人は皆が冷たくなったと言います。「ぼくは世界一不幸な男だ」と嘆いており、中学1年の兄から、そんなのは不幸の内には入らない、と言われていたとのことです（祖母からの報告）。

4年11ヵ月目（10歳3ヵ月）

「ぼくは何をしても、皆から遅れるので、皆より早く始めればよいのだ」と言っていたそうです（祖母からの報告）。

ポイント

この例は緊張がとれて、周囲が見えるようになったと同時に、自分の欠点も冷静に判断できるようになり、自らそれを直そうと考えるようになりました。かなり能力が高いと思いますが、これからどう指導していけばよいかが、むずかしいと思います。

症例 9

初診時の状況

◉初診時年齢／9歳7ヵ月の女児。

◉診断名／自閉症と診断されていた。

◉主症状／夜間不眠。独語が多い。突然泣きだしたり、高笑いをする。授業中座っていられないなど。

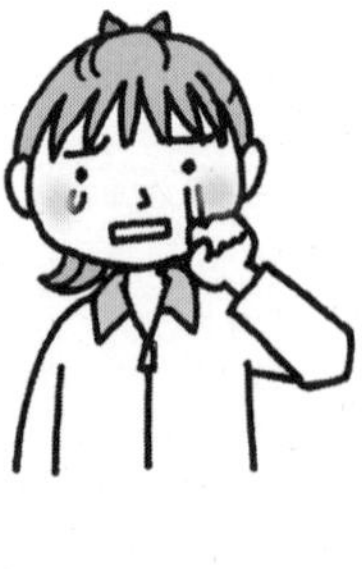

処方

大柴胡湯《だいさいことう》2包、黄連解毒湯《おうれんげどくとう》2包から始めました。

2週間目

処方変更　下痢をするため、

■大柴胡湯去大黄《だいさいことうきょだいおう》　2包

■黄連解毒湯　2包　としました。

1ヵ月目（9歳8ヵ月）

不眠はなくなりました。突然泣いたり、笑ったりすることは続いています。朝、自分から、「おはよう」と言うようになりました。教えないのに加減算をやるようになりました。

3ヵ月目（9歳10ヵ月）

処方変更　笑いが止まらないため、

■**大柴胡湯去大黄**　3包
■**黄連解毒湯**　2包　に増量しました。

遊園地で順番が待てるようになりました。

4ヵ月目（9歳11ヵ月）

処方変更　夜眠らなくなり、学校で多動がひどいため、

■**大柴胡湯去大黄**　3包
■**黄連解毒湯**　2包
■**抑肝散**《よくかんさん》　2包　にしました。

5ヵ月目（10歳0ヵ月）

よく眠るようになりました。学校では、母親がいると、ちゃんとしているが、いないと勝手なことをするということで、教師からどんな育て方をしたのかと言われたそうです。

⬇教師は母親が厳しすぎるのが原因ではないかと思ったようですが、母親はそんなことはないと言います。他の兄弟は普通に育っ

ていますから、たぶんこの子は自我の発達が悪く、母親がいないと、自分でうまく行動をコントロールすることができないのではないかと思います。

1年目（10歳7ヵ月）

独語がひどくなりました。

⬇独語は生活習慣の一部です。人間は熟睡しているとき以外は、脳は働いています。ポケッとしているときも、何かしら考えています。まったく何も考えていないということはないのです。したがって、眠っていても、熟睡でないレム睡眠の状態では脳は働いているので夢を見るのです。黙っているのは、考えていることを口に出さないだけで、これは生活習慣の一種ということができます。ところが、その習慣がないと、考えていることを口に出してしまうのです。独語を止めさせるにはどうするか？　考えることを止めさせることは不可能ですので、口に出さない習慣をつけるために、そのつど注意するしか、方法はありません。

一方、家庭では、朝「もっと寝たい」とか、「お菓子ちょうだい」とか、父親が帰ってくると、「お帰り」などと言うようになりました。

1年6ヵ月目（11歳1ヵ月）

睡眠はよくなりました。学校では騒がしく、家では静かです。

2年目（11歳7ヵ月）

同じ状態が続いています。友だちとはまったく関係は持てません。中学進学とともに服薬を止めました。

ポイント

この子は母親の精神的コントロールが断ち切れない共生型障害の範疇に入りますから、自閉症ではないので、漢方の効果が出ません。ただ、緊張はとれたようで、睡眠が改善され、意思表示も少しするようになりましたが、社会行動において自己コントロールの能力が改善しないため、親があきらめたのか、中学進学とともに来なくなりました。

症例 10

初診時の状況

◉初診時年齢／９歳９ヵ月の男児。
◉診断名／自閉症と診断されていた。
◉主症状／奇声をあげる、独語が多い。こだわりが強く、自分が決めたようにならないと、不機嫌になり暴力を振るうなど。

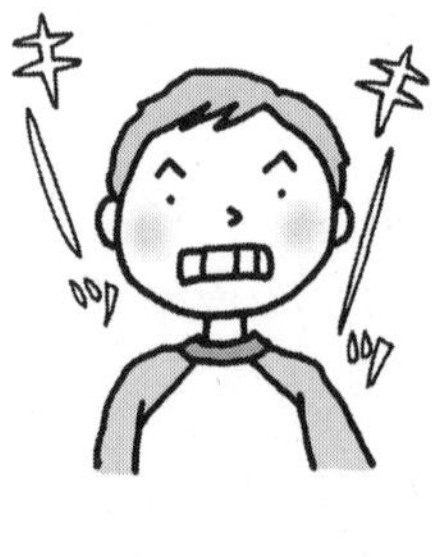

処方

大柴胡《だいさいこ》湯《とう》2包、抑肝散《よくかんさん》2包から開始しました。

2ヵ月目（9歳11ヵ月）

不機嫌が長続きしなくなりました。悲しそうな泣き方をするようになりました。

⬇自閉症の子は情緒性が乏しいので、怒って火がついたような泣き方をすることがあっても、めそめそした悲しそうな泣き方をすることは、まずありません。したがって、悲しそうな泣き方をするようになったことは、自閉症という障害が改善してきたことを示唆しています。

3ヵ月目（10歳0ヵ月）

朝、30分くらい跳びはねることが続いています。

4ヵ月目（10歳1ヵ月）

処方変更　まだ緊張が高いため、

■**大柴胡湯**　３包
■**抑肝散**　２包　に変更しました。

大きな変化はありませんが、しゃべろうとする様子が見られるようになってきました。運動会も問題なくできました。

5ヵ月目（10歳2ヵ月）

学校から帰ってきて、学校であったことを、初めて話しました。ＴＶのことをよく言うようになりました。夕食のときに、父親の箸が出ていなかったら、「お父さんの」と言って取りに行きました。

＊この例は改善の兆しは見えていたのですが、なぜか中断しました。

症例11

初診時の状況

◉初診時年齢／10歳6ヵ月の男児。

◉診断名／アスペルガー症候群と診断されていた。

◉主症状／パニックを起こす。強迫的行動が多い。友だちの中に入れず、自分から逃げる。体育が嫌いである。喘息があるなど。

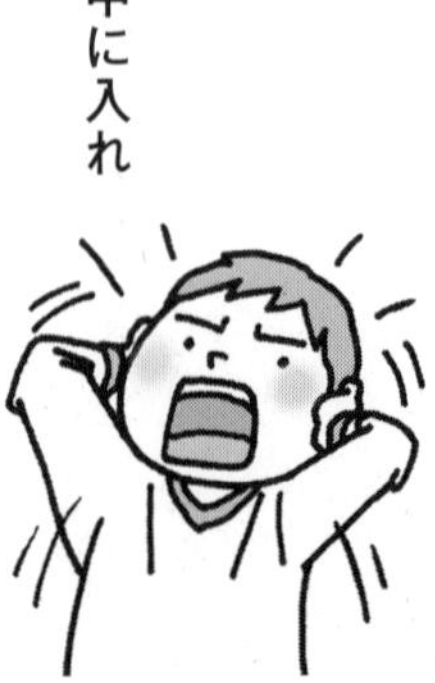

処方

四逆散《しぎゃくさん》2包（喘息があるため、中間証と考え）から始めました。

1ヵ月目（10歳7ヵ月）

パニックが減少しました。強迫的行動は変わりません。

3ヵ月目（10歳9ヵ月）

何もすることがないとき、自分ですることを見つけ出せない。体育の時間に参加するようになりました。友だちの中にも入れるようになりました。

6ヵ月目（11歳0ヵ月）

処方変更　■四逆散　2包
　　　　　■抑肝散《よくかんさん》　2包　にしました。

学校生活ではほとんど問題はなくなりました。

1年目（11歳6ヵ月）

運動会の後で、教師から昨年は大変だったが、今年はすごく成長したと言われました。

1年3ヵ月目（11歳9ヵ月）

電話で友だちと約束して、待ち合わせをして、遊びに行くようになりました。コミュニケーションもほとんど普通になりました。

ポイント

急速に改善した例です。アスペルガー症候群とは高機能自閉症のことです。どんな病気でも軽ければ治るのも早いものです。私はもう少し服薬して改善を確実なものにしてから止めたほうがよいと思っていましたが、１年３ヵ月で通院を終えました。

症例 12

初診時の状況

◉初診時年齢／12歳3ヵ月の男児。

◉診断名／自閉症と診断されていた。

◉主症状／2歳過ぎに言葉が消えた。こだわりが強い、寝つきが悪い、手をひらひらさせたり、跳びはねたりする。大人が好きで、人なつっこい（この点が自閉症の概念からはずれているところです）など。

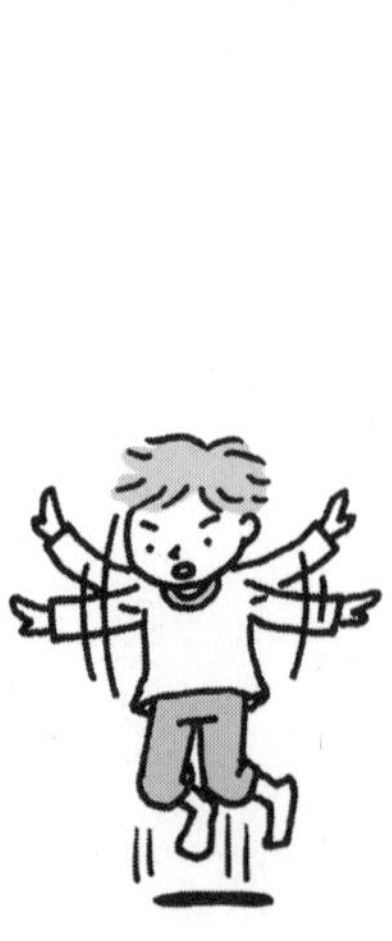

処方

大柴胡湯去大黄《だいさいことうきょだいおう》2包、抑肝散《よくかんさん》2包から開始しました。

2週間目

処方変更　よけい落ち着かなくなったため、

■大柴胡湯去大黄　1包

■黄連解毒湯《おうれんげどくとう》　2包　にしました。

4週間目

処方変更　興奮がひどいため、
■柴胡《さいこ》加《か》竜骨《りゅうこつ》牡蠣《ぼれい》湯《とう》　1包
■抑肝散《よくかんさん》加《か》陳皮《ちんぴ》半夏《はんげ》　1包　にしてみました。

6週間目

まったく好転しないため、来なくなりました。6週間ではまだ早すぎると思いますが、親の期待が大きすぎたのではないかと思います。

ポイント

この例は、自閉症の範疇に入らないと思われるので、そのことは、初めに説明してあり、効果については期待できない可能性があることを伝えてはありました。
経過から見れば、折れ線型自閉症に似ており、どこへ相談しても自閉症と診断される可能性が高いと思いますが、私から言わせれば、主症状は感覚刺激行動であって、自閉症という名称がなかった頃であれば、先に説明したように奇妙な行動をする子という診断がされていたかもしれません。正しい診断名は不明です。

症例 13

初診時の状況

◉初診時年齢／12歳9ヵ月の男児。

◉診断名／高機能自閉症と診断されていた。

◉主症状／対人関係がうまくとれない。通信簿で算数は10だが、国語が極端に低い。体が硬い、指先が不器用であるなど。また、くだけたしゃべり方ができない。

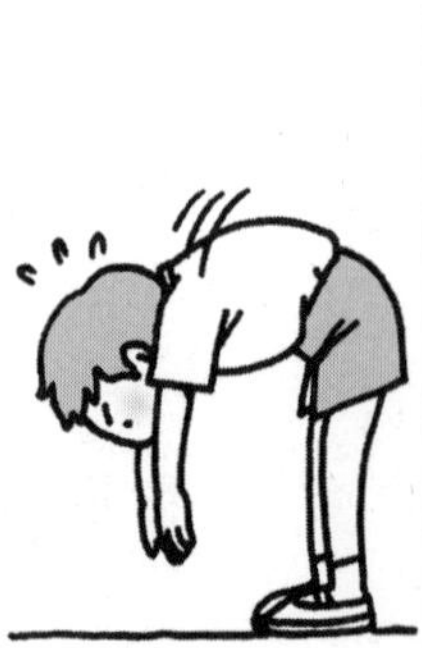

➡親や兄弟、同級生に対して、「です」「ます」言葉を使います。相手によっては「そうだよ」と一般には言うところを「そうです」と言います。私はこのしゃべり方を「コンピュータ言語」と呼んでいます。このしゃべり方は会話ではありません。文章的にはまちがっていなくても、情緒的な含みがありません。したがって、科学論文のような表面的な、文法通りの文章であればよいのですが、文学的な内容の表現になると、作者が言わんとするところが読み取れないので、国語の成績が極端に落ち込むことになります。

処方

大柴胡《だいさいこ》湯《とう》2包、抑肝散《よくかんさん》2包から始めました。

2ヵ月目（12歳11ヵ月）

友だちと遊びに行けるようになりました。「楽しかった」と言います。

6ヵ月目（13歳3ヵ月）

国語の点が極端に低く、話し言葉がうまく使えないので友だちとの乱暴な言葉のやりとりを習わせるために、部活をすすめ、バスケット部に入部することにしました。楽しくやっているとのことです。

8ヵ月目（13歳5ヵ月）

「です」「ます」ではない友だちの言い方を真似するようになってきました。

➡これは部活の中で、ラフな言葉が飛び交うことに触れることを期待したのですが、その効果が出てきたようです。ただし、お母さんの話では、親に対しても友だち同士が話すように、乱暴な言い方をするというので、友だち同士で使ってもよいが、誰にでも使ってはいけないことを、そのつど子どもに伝えるようにアドバイスしました。

11ヵ月目（13歳8ヵ月）

学校であったことを一切言わなかったが、うるさいほど話すようになりました。

1年10ヵ月目（14歳7ヵ月）

成績が上がりました。

2年6ヵ月目（15歳3ヵ月）

中学3年生になりました。数学満点、国語は相変わらず極端に悪い。

3年目（15歳9ヵ月）

処方変更　体格がよいので大人量にしました。

■大柴胡湯　3包
■抑肝散　3包

血圧140—80、脈拍80が血圧119—50、脈拍70に下がりました。体が軟らかくなり、前屈で手が床につかなかったのが、つくようになりました。指先の不器用が直りました。体育の成績が5から9に上がりました。県立高校に入りました。

3年10ヵ月目（16歳7ヵ月）

文化祭の実行委員になりました。親しい友だちもできて、友だちが勉強のわからないところを教えてもらいに来るようになったそうです。

ポイント

この例は高機能自閉症と診断されており、会話はほとんど普通にやり取りができます。しかし、緊張が高いために、普通の子どものように対人関係がとれず、友だちもできませんでした。血圧が高く、脈拍が速かったのが、漢方で緊張がとれたら対人関係もスムーズになり、友だちができ、血圧や脈拍も下がったものと思われます。体が硬く、指先が不器用なことは、自閉症の脳障害説の証拠とされてきましたが、そうではなくて、緊張の仕業だったようです。

症例 14

初診時の状況

◉初診時年齢／13歳6ヵ月の女児。

◉診断名／自閉症と診断されていた。

◉主症状／原因不明のパニック状態を毎日のように起こす。養護学校（特別支援学校）ではパニッ

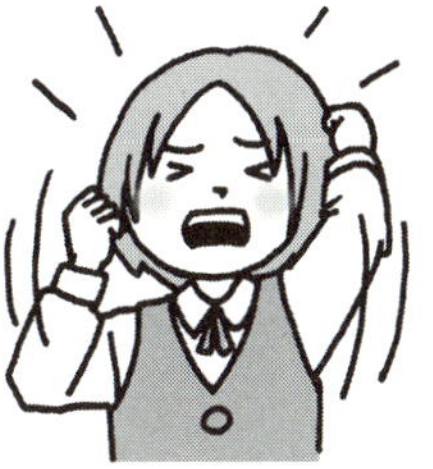

クのときの援助の教師が決まっていて、パニックが起こるとすぐにその教師が出動して、静かな部屋へ連れていき、鎮静するのを待つ用意がされていた（ここでいうパニックは原因不明の不機嫌発作のことですので、以下、不機嫌発作といいます）。夜中に眠っている母親の顔をたたきに来るので、母親は防災頭巾を被って寝ているとのこと。

処方

大柴胡《だいさいこ》湯《とう》3包から始めました。

1ヵ月目（13歳7ヵ月）

夜中に母親の顔をたたきに来たのは1ヵ月の間で2回だけでした。学校でも大きな不機嫌発作はありませんでした。

6ヵ月目（14歳0ヵ月）

夜よく眠るようになりました。学校の親子合宿も昨年は不機嫌発作を起こして、大変でしたが、今年はすごくよくやれたとのことでした。

1年目（14歳6ヵ月）

夜中に母親をたたきに来るようなことがまったくなくなりました。こだわりがあり、学校でそれを止められると、大騒ぎになりましたが、別の部屋でしばらく泣いて、わかったと言って、授業に参加するようになり、大騒ぎはしなくなりました。

1年9ヵ月目（15歳3ヵ月）

初めて、道端の花を見て、「きれいね」と言ったそうです。

⬇落ち着いてきたので、情緒的反応が出るようになりました。これは自閉症の人にはまず起こらないことです。

2年6ヵ月目（16歳0ヵ月）

高等部になって環境が変わったが、荒れることはないようです。夏休みの合宿では、いるか、いないかわからないほど、落ち着いていたとのことでした。

4年6ヵ月目（18歳0ヵ月）

感情的な言葉がよく出るようになってきました。要求を言葉で伝えることが多くなりました。教師から自分でコントロールできるようになり、扱いやすくなったと言われるようになりました。

5年目（18歳6ヵ月）

作業所に入ったが不機嫌発作を起こしました。

6年6ヵ月目（20歳0ヵ月）

処方変更　作業所では規制が多く、イライラし、こだわりが多くなってきたため、

■大柴胡湯　3包
■抑肝散《よくかんさん》　3包　に変更しました。

8年目（21歳6ヵ月）

作業所では規制が多く、不機嫌発作を起こしやすいので、生活実習所へ移りました。

8年6ヵ月目（22歳0ヵ月）

処方変更　イライラが多いため、

■**大柴胡湯**　3包
■**黄連解毒湯**《おうれんげどくとう》　3包　にしてみました。

生活実習所は規制が緩く彼女が緊張することもそれだけ少なくてすむので、こだわりが弱くなり、不機嫌発作もひどくならずにすんでいます。

9年目（22歳6ヵ月）

調理を皆でして、機嫌よく食べました。食べるのが早くて、以前は食べ終わると自分だけ片づけていたのに皆が食べ終わるまで待てるようになりました。こだわりもなくなっています。

⬇落ち着いてきたため、少々のことは我慢できるようになったことを示しています。

10年目（23歳6ヵ月）

担当が若い指導員になりましたが、問題は起こしていないようです。言葉に助詞、助動詞がつくようになりました。

11年目（24歳6ヵ月）

こだわりはまだあるが、騒ぎになることはありません。

12年目（25歳6ヵ月）

通所者全員で遊園地へ行きました。人込みの中でも平気でいられました。乗り物も4つ乗って楽しめました。

13年目（26歳6ヵ月）

処方変更　夜、目が醒めることが多くなったため、

■**大柴胡湯　　4包**
■**黄連解毒湯　4包**　に増量しました。

こだわりはありますが前のようなことはありません。2泊3日の旅行をしました。機嫌はよかったのですが、夜遅くまで起きていたとのことです。場所が変わったので緊張したようです。

14年目（27歳6ヵ月）

落ち着いています。生理前に少し不安定になりますが、大きな問題はないようです。

ポイント

彼女は非常に緊張が高く、ちょっとしたことがきっかけで、大興奮を起こし、それが行き着くところまで行かないと止まらなくなるので、それを心得ている学校の先生はうまく

扱っていたようですが、漢方で緊張がとけると、扱いがかなり楽になっていたようでした。高等部を卒業後、作業所に入りましたが、そこでは職員が対応に慣れていなかったため、漢方の効果も発揮できませんでした。重度障害者の通所施設に移って、対応の仕方が緩やかになったので、最近ではほとんど問題もなく、穏やかに過ごしています。

症例 15

初診時の状況

◉初診時年齢／18歳8ヵ月の男性。
◉診断名／自閉症と診断されていた。
◉主症状／突然人を突き飛ばす、かみつく、物にあたる、睡眠時間が短いなど。

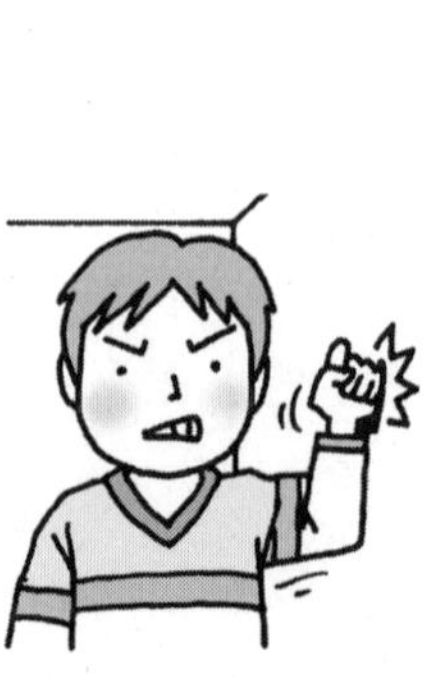

処方

大柴胡《だいさいこ》湯《とう》3包から始めました。

1ヵ月目（18歳9ヵ月）

少し眠るようになりましたが、情緒不安定です。ただ、物を壊したり、人にかみつくことはなくなりました。

11ヵ月目（19歳7ヵ月）

処方変更　大きな問題はないが、興奮する日が多いので、

■大柴胡湯　3包
■抑肝散《よくかんさん》　3包　にしました。

1年目（19歳8ヵ月）

処方変更　抑肝散を加えたら、機嫌はよいが、興奮しやすくなったというので、

■大柴胡湯　3包
■黄連解《おうれんげ》毒湯《どくとう》　3包　にしてみました。

2年目（20歳8ヵ月）

回数は減ったが、月に2回くらい人を突き飛ばす、笑いながら壁をたたくことが続いているとのことです。

3年6ヵ月目（22歳2ヵ月）

処方変更　眠りが浅く、午前3時、4時から起きて、壁をたたいたりするため、

3年6ヵ月目（22歳2ヵ月）

■柴胡《さいこ》加《か》竜骨牡蠣湯《りゅうこつぼれいとう》　3包
■黄連解毒湯　3包　にしました。

4年目（22歳8ヵ月）

調子がよく表情も穏やかです。

5年目（23歳8ヵ月）

月に1回くらい人を突き飛ばすことがあります。不機嫌の時間は短くなっています。

6年目（24歳8ヵ月）

処方変更　とくに変わりはありませんが、表情が険しいので心配とのことです。

■大柴胡湯　4包
■柴胡加竜骨牡蠣湯　3包　としました。

6年10ヵ月目（25歳6ヵ月）

落ち着いているので、母親の希望により減量。
■大柴胡湯　3包　に減量しました。

7年目（25歳8ヵ月）

処方変更
母親は、少々のことは我慢するので、薬は増やしたくないと考えています。ところが、父親の薬に対する考え方は違います。他人に怪我でもさせると、取り返しのつかないことになることを心配しているため量は多いほうがよいという考え方です。結局、以前の（６年目の）量に戻すことになりました。

8年目（26歳8ヵ月）

落ち着いて暴力もないとのことです。

8年6ヵ月目（27歳4ヵ月）

落ち着いています、表情も穏やかです。

ポイント

この例は母親と父親との間で薬に対する考え方に相違があったケースです。先に述べましたが、イライラするということは、その本人にとっても、けっして愉快なことではありません。薬は使わないほうがよいといっても、患者さんの苦痛を我慢させるべきか、苦痛をとってあげるべきか、最近の医学ではなるべく患者さんの苦痛をとってあげるという考え方が主流になっています。

症例 16

初診時の状況

◉初診時年齢／21歳9ヵ月の男性。
◉診断名／アスペルガー症候群と診断されていた。
◉主症状／IQ85（WISC）。イライラが強く、すぐ暴力を振るう。
夜遅くまで何かして起きているなど。

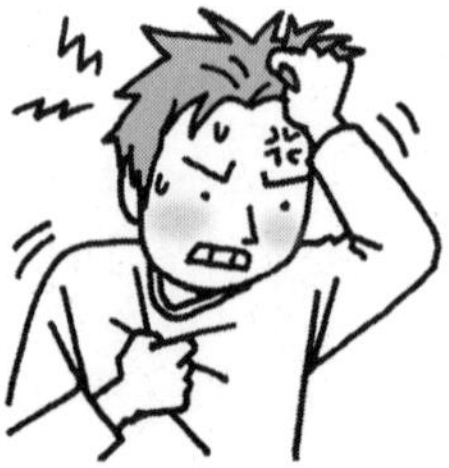

処方

大柴胡湯《だいさいことう》3包、黄連解毒湯《おうれんげどくとう》3包から始めました。

1ヵ月半目（21歳10ヵ月）

怒らなくなり、よく笑うようにもなりました。自分でも「この薬を飲むと楽になる」と言います。

３ヵ月目（22歳１ヵ月）

作業所からの連絡簿に、「他の通所者が興奮して、彼にかかっていくのを、止めるようになだめていた」と書かれており、母親は自分の目を疑い、作業所へ電話をして、別の人のこととまちがっていないか確かめたところ、確かに彼がなだめていたというので、驚いたとのことです。これまでは彼が殴り返しているのが普通で、そのことで、しょっちゅう謝りの電話をかけていたので、考えられないことが起こった、とのことです。

６ヵ月目（22歳４ヵ月）

トラブルなく、安定しているようです。

ポイント

この例は緊張が高くて、イライラしやすかったために すぐ暴力になったのが、緊張が緩んで、少しくらいのことでは、イラつくことはなくなったので、暴力もなくなったのです。暴力の原因が単純だったので、漢方の効果が速く得られたケースです。

症例 17

初診時の状況

◉初診時年齢／26歳7ヵ月の男性。

◉診断名／自閉症（知的障害）と診断されていた。

◉主症状／突然かみつく、つかみかかる、夜間不眠、入所施設で危険防止のために隔離されていた。

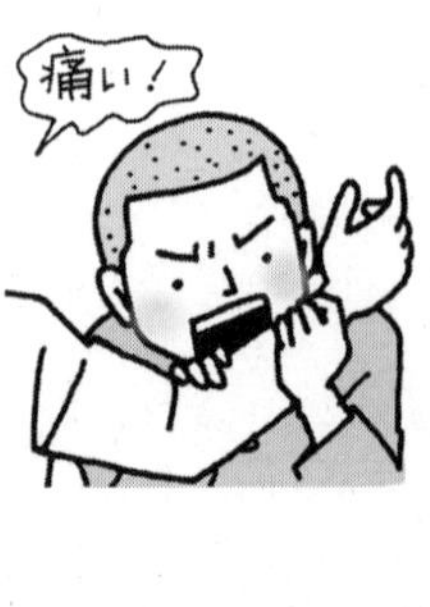

処方

大柴胡《だいさいこ》湯《とう》3包から開始しました。

1ヵ月目（26歳8ヵ月）

他害が減ったとのことです。

6ヵ月目（27歳1ヵ月）

処方変更　長期にわたり隔離されていて、体力が落ちていると思われたため、虚証《きょしょう》型の

■抑肝散《よくかんさん》　3包　にしました。

7ヵ月目（27歳2ヵ月）

落ち着いてきたため、隔離から解放されました。ちょっとした攻撃はあるが、昨年にくらべると減っているとのことです。

1年5ヵ月目（28歳0ヵ月）

再び、緊張が高まっており、攻撃が多くなってきました。

1年6ヵ月目（28歳1ヵ月）

処方変更　隔離から解放されたため、行動範囲が広がり、体力がついてきたと考え、中間証の

■四逆散《しぎゃくさん》　3包　にしました。

2年目（28歳7ヵ月）

穏やかになり、攻撃もなくなりました。

4年6ヵ月目（31歳1ヵ月）

落ち着いているようです。

5年目（31歳7ヵ月）

このところ、やや不安定とのことです。

5年6ヵ月目（32歳1ヵ月）

処方変更　外泊中に大暴れをしたため。施設では問題はないようで、作業もよくやっているとのことですが、

■四逆散　3包

■三黄瀉心湯《さんおうしゃしんとう》　3包　にしました。

7年目（33歳7ヵ月）

処方変更　また施設で荒れるようになり、夜間不眠となりました。作業により体力がついてきて、実証になったと考え、実証型の処方にしました。

■大柴胡湯　3包

■三黄瀉心湯　3包　とする。

8年目（34歳7ヵ月）

落ち着いています。

11年6ヵ月目（38歳1ヵ月）

落ち着いています。こちらの言うことをよく聞いています。こんな言葉を知っていたのかと思うような言葉を適切なところで使うことが出てきました。38歳にして、まだ伸びています。

ポイント

この例などは「おうちかえる」「○○いくの」など幼児語を数語言える程度でしたが、会話にはならず、指示理解も悪く、知能検査でもはかれない重度の発達障害を示していました。最近、この状態を簡単に精神遅滞とする医師が増えていますが、私が注目している歩き始めは、彼の場合、１歳前で、平均より早いほうに入ります。もし最重度の精神遅滞者であれば、歩き始めは２歳とか２歳半と遅いはずで、たとえ、緊張がとれたとしても、こちらの言うことをよく聞いていたり、思わぬ言葉を知っていたりすることは、まず、起こらないと思います。このような現象は、潜在的には高い能力を持っていながら、なんらかの理由で、発達障害が起こっていることを示唆していると思われます。したがって、この例の診断は、自閉症＋精神遅滞ではなくて、重度の広汎性発達障害です。

症例18

初診時の状況

◉初診時年齢／32歳３ヵ月の男性。

◉診断名／自閉症と診断されていた。

◉主症状／ときどき訳もなく泣き出したり、暗いところでぼんやりしていることがある。

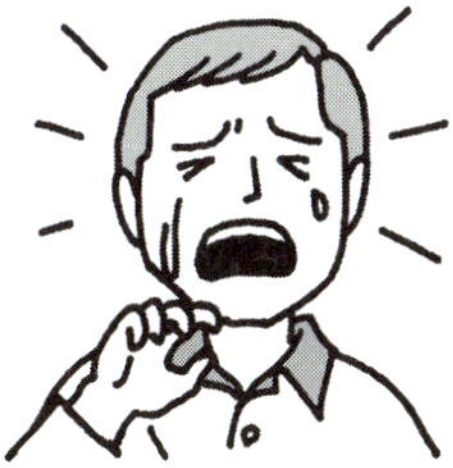

夜は8時半ごろ布団に入るが、10時ごろまで眠れない、2〜3回トイレに行かないと眠れない、楽しみもほとんどなく、ボーッとしていることが多い、食べ物に好き嫌いが多いなど。

処方

大柴胡湯《だいさいことう》3包、抑肝散《よくかんさん》3包から開始しました。

1ヵ月目（32歳4ヵ月）

夜中に起きることがなくなりました。歌を歌うようになりました。外へも出歩けるようになりました。

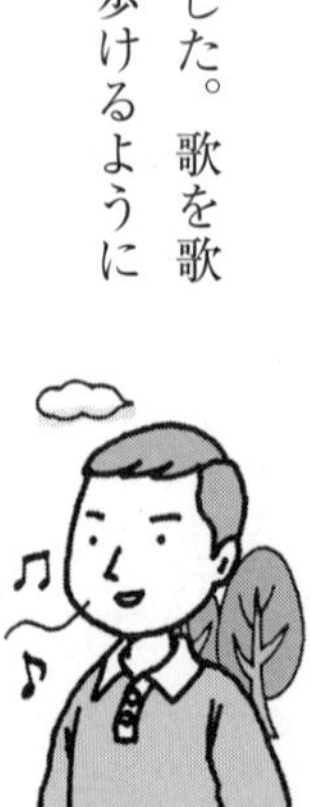

7ヵ月目（32歳10ヵ月）

母親の腰が痛くなったのが、自分のせいと思ったのか、家事をやってくれているそうです。

母親に「薬がなくなったから病院に取りに行ってくれるか」と言ったそうです。

10ヵ月目（33歳1ヵ月）

自分の意思をはっきり言うようになりました。自然な言葉が出るようになりました。騒がしいところが嫌いでしたが、新年会も参加できました。カラオケも嫌いだったのが参加できました。

1年3ヵ月目（33歳6ヵ月）

よくしゃべるようになりました。しかし、ちょっとしたことで大荒れになったとのことです。

1年6ヵ月目（33歳9ヵ月）

朝の体操、これまでは集団に入らず、離れたところでやっていたが、集団の側でやるようになりました。

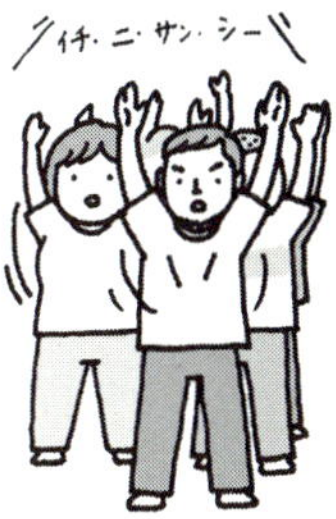

1年10ヵ月目（34歳1ヵ月）

まだ問題はありますが、何とかなっているようです。問題を起こした後で反省しているそうです。

処方変更　まだかなり緊張が高いようなので、

- **大柴胡湯**　3包
- **抑肝散**　3包
- **黄連解毒湯**《おうれんげどくとう》　3包　としました。

黄連解毒湯が加わってから笑顔が増えたとのことです。

2年目（34歳3ヵ月）

つねに母親の顔色を見ていたが、見なくなりました。

2年5ヵ月目（34歳8ヵ月）

旅行に出かけたら、大雨のため電車が運休になり、帰ってきたが、パニックになりませんでした。それまで旅行に行くと目をつりあげて帰ってきたのが、嬉しそうな顔をして帰ってきたそうです。

2年8ヵ月目（34歳11ヵ月）

自分の感情を表現するようになりました。

3年3ヵ月目（35歳6ヵ月）

「嫌いな物を努力して食べた」と言いました。言葉が的確になってきました。

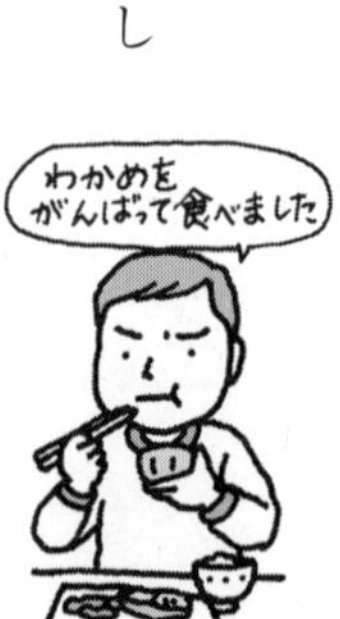

3年7ヵ月目（35歳10ヵ月）

織物の不出来などをやり直すことを拒否していましたが、素直にやり直すようになりました。映画を見るようになりました。

3年10ヵ月目（36歳1ヵ月）

「○○（養護学校の名前）のころは障害者でした。今は正常です」と言ったそうです。かつての自分が現在の自分と違っていたことに気がついたようです。

4年4ヵ月目（36歳7ヵ月）

宿泊訓練、行く前は嫌がっていましたが、帰ってきたら、落ち着いた顔をしていたとのことです。

4年6ヵ月目（36歳9ヵ月）

施設の旅行、よい顔をして帰ってきました。行ったところの話をしてくれました。計画変更も問題なかったそうです。皆と一緒に行動することを好みませんでしたが、それはいけないことだと言い聞かせたら、自分で努力するようになりました。

4年11ヵ月目（37歳2ヵ月）

プールに1人で行くようにしましたが、グループに入れてもらって、皆に合わせるようになりました。

5年7ヵ月目（37歳10ヵ月）

いいかげんな返事をすると「無視した」と言うようになりました。

5年11ヵ月目（38歳2ヵ月）

ボランティアの人から、作業所内では親しく話をするのに、外で会うと知らん顔をしていたのが、道で会ったら挨拶をしてくれたと、知らされました。

⇩この問題は自閉症の人にはよくあることです。同じ人でも作業所にいる人と、違った場所にいる人は、別の人なのです。相手を同じ人間と認められないのです。単にその場所にいる人で、場所とセットになっているのです。外でも挨拶をするようになったとい

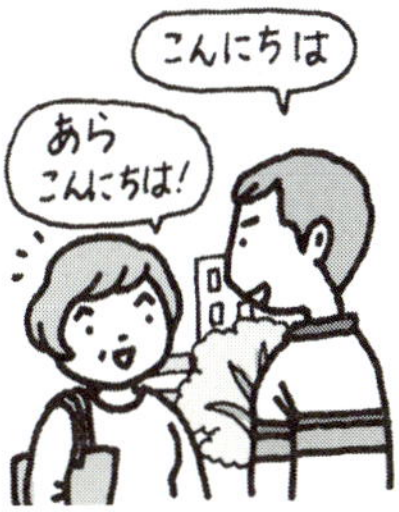

うことは、その人をその場所の一部品ではなく、一人の人間として認識するようになったことで、やっと正常な対人関係が持てるようになったことを示しています。

6年1ヵ月目（38歳4ヵ月）

連休に父親と旅行に行きました。「バイキングのあるところへ行きたい」と言いました。帰ってきて、「楽しかったです、また行きます」と言ったそうです。彼はよくしゃべるようになりましたが、まだコンピュータ言語です。「です」「ます」といった堅苦しい、言い方しかできません。

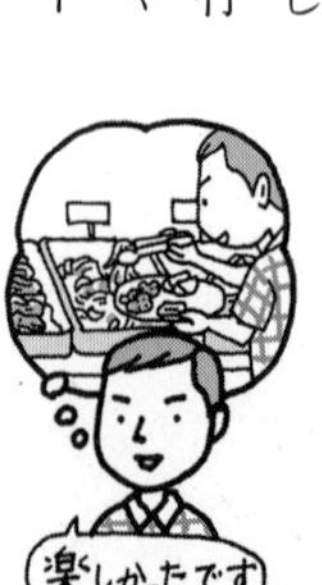

6年7ヵ月目（38歳10ヵ月）

指示されなくても、自分で考えて行動するようになりました。

7年3ヵ月目（39歳6ヵ月）

人のことを心配するようになりました。家に帰ってきて「誰々がこういうことをした」とか言うようになりました。

7年9ヵ月目（40歳0ヵ月）

暮れの大掃除で、これまでは、側についていて指示が必要でしたが、全部、自分でできました。

7年11ヵ月目（40歳2ヵ月）

「僕がこうなったのは、嫌いな物を食べなかったからでしょうか、だから味噌汁を一生懸命飲んでいます」と言いました。

8年2ヵ月目（40歳5ヵ月）

父親に口答えをするようになりました。

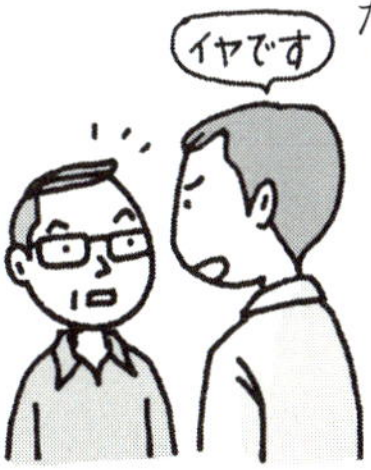

ポイント

彼は非常に緊張が高く、それだけに問題行動も多く、扱いにくい自閉症の典型例のような人でしたが、漢方で緊張が緩むにつれて、周囲が見えるようになり、自分の問題点に気がついたようです。さらに、自分がこうなったのはどこに原因があったのかを、彼なりに考え、それを改善することによって、健常へと変わりたいという期待をもっているようです。大変な前進だと思います。

●著者からのお願い

現在、私のところでは２歳から40歳まで約80名の自閉症の人たちが漢方を使用していますが、その半数以上の方にきちんと服薬してもらえていません。最近では４週間分を持って帰って、５週間目に来る人が多く、６週間目、８週間目に来る人もいます。

さらに５週間目に来たときに、親御さんに「薬をちゃんと飲ませてください」と言うと、多くの方は、「ちゃんと飲ませています」と答えるのです。高熱などと違って、１回飲ませるのを忘れても、あまり支障がないからでしょう。それで飲まない分がたまって、１週間遅れになるようです。

しかし、この章の症例で述べるように、１包増やしたら急に改善した例をみると、その逆を考えれば、１包減らしたらそれだけ効果が落ちることになります。私は、漢方は多めに服用するほうがよいと思っているので、少なめに飲まれたのでは困るのです。ちゃんと飲ませないでいて「思ったほど効かない」と言われたのでは、たいへん残念です。

一方、本人が自分から飲んでくれるようになった場合は、「子どもが『薬がなくなる』と言うものですから」と言って、きちんと取りに来る方もいます。本人に薬を飲む習慣をつけるようにお願いいたします。

第6章

薬ではどうにもならないことと対処法

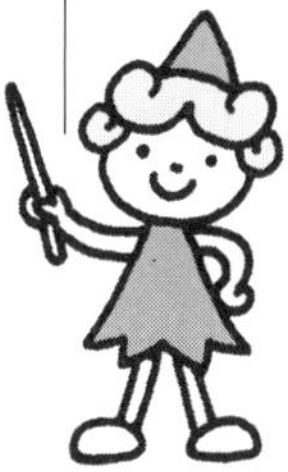

薬物療法としての漢方治療の効果

自閉症は広汎性発達障害とされています。前に説明しましたように、精神遅滞と発達障害を分けてある理由は、発達障害では発達を障害している原因を取り除けば、発達しうる可能性を示唆しているからです。

そこで、世界中の学者が自閉症の原因を発見しようと、研究してきましたが、現在のところでは、決定的な原因は見つけることはできていません。その最も大きな理由は、人間の生きた脳の働きを見ることが不可能だからです。したがって、治療薬が作れるはずもありません。結局、現在の医学では薬もなく、治らない障害というのが、世界的なコンセンサスになっています。

私は早くから漢方に着目し、自閉症になんらかの効果のある漢方はないかと捜し続けているうちに、大柴胡湯《だいさいことう》を発見することができました。

自閉症の人を観察していますと、その特徴は、

・非常に強い緊張をした脳を持っていること

・そこから二次的に起こる社会適応の障害からくる、問題行動の2つに分けられると思います。

そうすると、薬物療法としては、対処の仕方は2つになります。1つは、強い脳の緊張を緩めることです。もう1つは、問題行動をおさえることです。

効果のほどは別として、後のほうの対策はすでに行われています。たとえば、睡眠障害には睡眠薬を、かんしゃく発作やパニックには神経遮断剤（精神安定剤）を、てんかん発作には抗てんかん薬が用いられていることは、皆さんすでにご承知のとおりです。

ところが、1つめの問題である、脳の緊張については、その対応はありませんでした。自閉症の子を持つ親や、自閉症の人と接している人たちで、自閉症では緊張が高いことを知らない人はいません。しかしそれにどう対応していいかわからないのです。仕方がないので、異常に張りつめた琴線に触れないようにして、ことを穏便に進めるにはどうすればよいかということばかりが、論じられてきたように思います。

一方、研究者は、自閉症の人の日常の問題点を臨床的に触れることなく、研究室内で大脳生理学といって、機械で脳の動きを測定したり、臨床心理学といって、標準化された、世界的に信頼性の高いテスト・バッテリー（心理や知能の検査用具）を用いて、自閉症の人の心理的反応の特徴や知能の特徴にはどんな問題があるかなどということばかりを研究しています。

これらの研究は、子どもが高熱を出したとき、熱の原因は横に置いておいて、意識はどうだろう、脳波はどうだろう、脳圧はどうだろう、血液像はどうだろう、といっているのと同じです。つまり、現在の自閉症研究の多くは、原因論ではなくて、症状論をいっているのだと、私は思っています。

私は臨床医ですから、自閉症に対する〝実験室的〟な研究は一切してきませんでした。研究所での私のテーマは自閉症の精神病理学的研究ですから、自閉症の人の精神構造を知るためには、彼らと深くつきあう必要があります。

そこで、養護学校（特別支援学校）の宿泊訓練や修学旅行にたびたび参加したり、親や教師、施設の職員からの質問の中から、自閉症の人の特徴をひろい出すことをしてきました。

その結果から推論できたことは、彼らは非常に緊張の高い脳を持っているようだ、ということでした。この緊張を緩めることができれば、彼らはもっと社会適応が楽になるのではないかと考えたのです。そして、研究所の図書館に世界中から入ってくる文献に片っ端から目を通して、自閉症に効果があるという薬の発表があれば、手に入るものは、すぐ試してみましたが、いずれも私が求めるものではありませんでした。それは新薬のほとんどが神経遮断剤だったので、脳の緊張を緩める作用はなかったからです。

そこで私は漢方に着目したのです。その経過については、先に述べました。

その効果は明らかに脳の緊張が緩む方向へ進んでいることを示唆するものと思っています。このことは私からすれば、治癒の方向への変化といってもよいと思っています。

これについては症例を読んでいただければわかると思います。しかし、薬ではどうにもならない問題が残ります。それが発達の障害です。この問題について説明します。

抽象能力の発達の障害

抽象能力の発達は、言語の抽象性の発達に並行します。言語は人間だけが持っている特殊な能力です。人間が何かを考えるときには、頭の中で言語で考えます。同じ言葉を使っていても、言語の内容には抽象性のレベルの高い、低いがあります。

たとえば、「約束する」という言葉でも、すぐ破られてしまう、いいかげんな約束から、未来永遠に絶対に変わらない約束まで、一つの言葉でも、その内容のレベルに大きな開きがあります。

したがって、抽象性の高い言語を獲得している人は、抽象性の高い論理的な思考が可能ですが、抽象性の低い言語しか持たない人は、高度な論理的思考ができないことになります。

極端な場合は物の名前など具体的なことだけにしか言語が使えない場合もあります。ある教師から、自分が受け持っている児童が、物の名前は知っているのに、それを言ってもわからない子がいるのですが、どうしてでしょうか、という質問を受けたことがあります。

どういうことか詳しく聞いてみると、コップを見せて、「これは何だ」と聞くと「コップ」と答えるのに、コップのない部屋で、「隣の部屋からコップを持ってきてくれ」と言うと、隣の部屋へ行ったきりで戻ってこない。隣の部屋に行ってみると、棚にコップがあるのに、ポケッと立っていて、コップを取ろうとしないというのです。

この現象は、いったいどんなことなのか考えてみましょう。

まず実物のコップがその場にあるときは、目の前に存在する具体的な物体（コップ）を

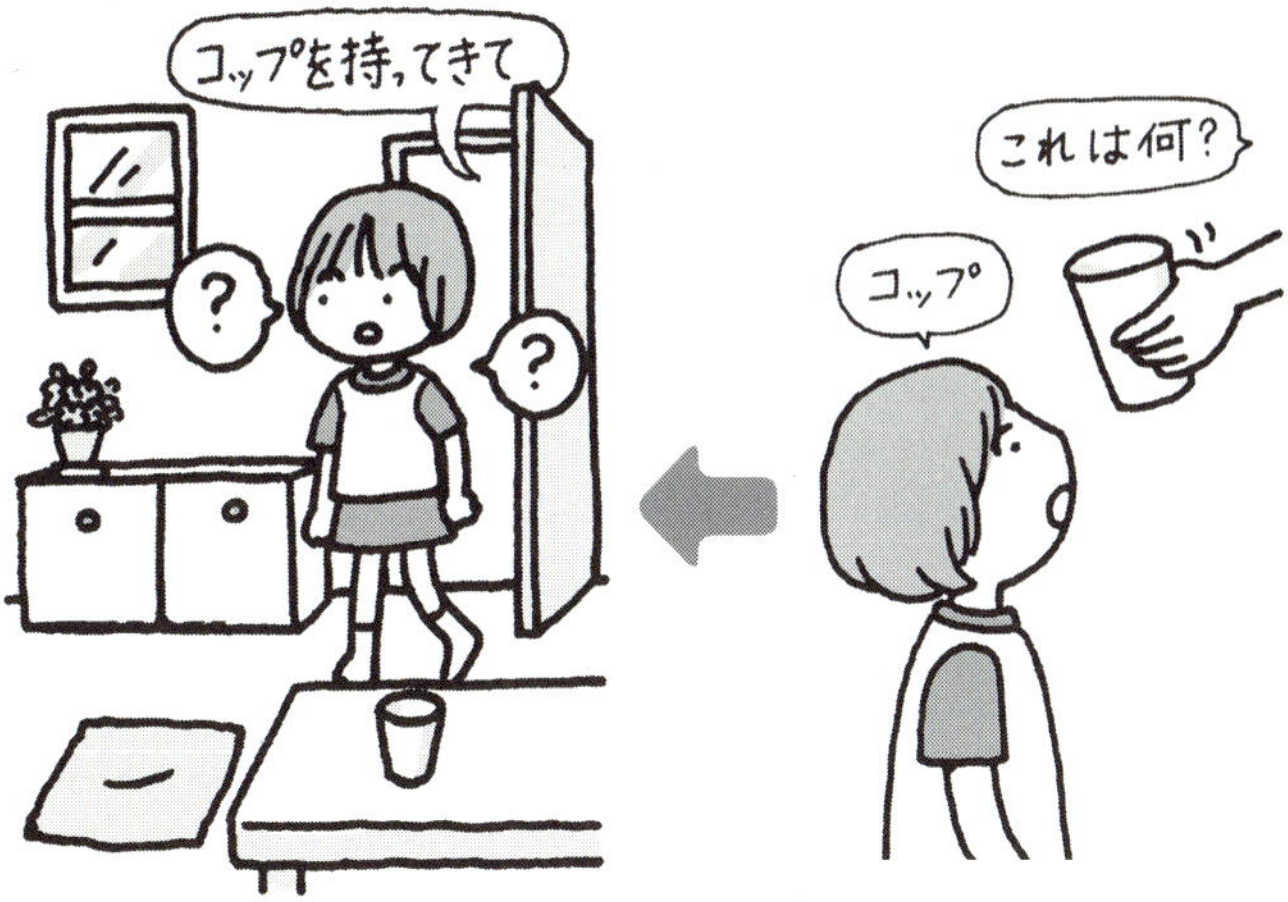

図6　コップの本当の概念がわかっていない

指さして、これは何とたずねると、その子はその物体の固有名詞として、「コップ」と答えられます。

しかし、その子の頭の中には抽象名詞としてのコップは存在していません。

「隣の部屋からコップを持ってきてくれ」と言われても、コップという音声は聞いたのですが、その音声は具体的なコップをイメージしないのです。

そのため、隣の部屋へは行ったのですが、目の前のコップとさっき聞いた音声のコップがマッチングしないから、何を持って行ったらよいかわからなくなって、ポケッと立っているしかなかったのです。

私はこのような具体的に存在している物に

しか適用できない言語を「絶対具体言語」と名づけており、このような人を「絶対具体の世界に住んでいる人」と称しています。

【対策について】

抽象能力の発達は7歳前後を境に、むずかしくなると言われています。たとえば未開の地で暮らす人々に抽象的な表現を教えようとしても、なかなかうまくいきません。それゆえ、前述したように彼らは能力が低いから未開の世界でしか生活できないと思われていたのです（56ページ）。今ではこの考えがまちがっていたとわかりましたが、このことも、抽象能力の発達に脳の成長の時期が関与することを証明しています。

自閉症の人は言語発達が遅れます。現在、私のところで漢方治療によって、言葉がどんどん発達して、ほとんど普通に話ができる子でも、抽象性の発達が低い場合が多く、困っています。

現時点での対応としては、できるだけ抽象的な言葉による指導を避け、その場での具体的指導を繰り返すことによって、具体的体験を通した、汎化《はんか》（たとえば、お湯を飲むときに使う器を総称して「湯呑み」ということを覚えます）の獲得をめざすことが考えられます。これが発展して抽象化するというのが理論ですが、実際にはそう簡単なものではありません。

抽象言語を持たないと抽象思考ができない

もし、こうであれば、こうなるであろう、といった、まだ現実に起こっていないことを予測するための論理的展開は抽象言語を持っていないとできません。三段論法的思考の展開ができないのです。その結果、未来を推測する思考ができないことになります。文章を読んでも、その抽象的内容が理解できないので、文章の読解力が悪くなります。

私は、どうも赤ん坊が「マンマ」と言うようになった時点で、すでに音声サイン（犬が餌がほしくてワンワンとほえるようなもの）ではなくて、食べ物を意味する抽象言語が始まっているのではないかと思っています。というのは、3〜4歳から漢方を始めた子の言語の抽象性の発達が思わしくないからです。

実際に3〜4歳から漢方を飲み始めて、言葉もどんどん伸びて、「自閉症だったとは思えない」と言われるようになった子が小学校4年生ころになると、成績が落ちることが多いのです。日常生活ではほとんど不自由なくしゃべっている子どもでも、試験問題で問われている意味が解読できず、答えられないからです。単純計算はできますが、読解力がないために応用問題が解けません。

【対策について】

この遅れを取り戻すことは、極めてむずかしいのです。具体的体験を積み重ねることによって、汎化が起こり、それが発展して抽象化が起こる、という論理的説明はあるのですが、実際に子どもの言語の発達を見ていると、そうはいかないのです。

先に説明したように、ある程度の外見の違いでも「コップ」と答える場合は、汎化はできているといえますが、これは具体物に対してであって、汎化は具体の世界を脱していない、ということができます。

一方、コップのない場所で聞いた、「コップ」という音声がコップが目の前に並んでいる隣の部屋では通用しなかったことは、汎化から抽象化に進んでいないことを示しています。このことは、具体の世界（三次元の世界）から抽象の世界（四次元の世界）へは、漸進的に発達するものではなくて、三次元と四次元の間の壁を飛び越える必要がある、ということになります。

もっとも抽象的である数の世界で説明しますと、数には実数と虚数が0《ゼロ》をはさんで対峙しています。実数をどんどん小さくしていくと、どんどん0に近づいていきますが、絶対に0になることはありません。ましてや、0を通り越して虚数のほうへ入っていくことは不可能です。これを可能にするには、0を飛び越える以外に方法はありません。

これは抽象思考の世界でのみ可能なことで、具体の世界では不可能なことになります。そして、脳があるところまで成長する前に抽象思考の能力が開発されていないと、この能力の開発は非常にむずかしくなるのです。

社会的な常識が身につかないこと

彼らは、私たちが常識と考えていることに思いもかけない行動をとることがあります。

小学校4年生の自閉症の男児が、雨上がりの校庭を走り回っていました。たまたま、水たまりに足を滑らせて、水の中に倒れて、びしょ濡れになりました。学校からの知らせで母親が着替えを持って、学校へ駆けつけたところ、彼は気持ちが悪いので、衣服を全部脱いだまま素っ裸でいました。

それを見た同級生たちは、「○○君すっぽんぽんになってる〜」とはやしたてていました。ところが、彼は恥ずかしがるどころか、皆にはやされて、はしゃいでいたのです。母親は「自分のほうが恥ずかしくなった」と言い、そして「どうしてあの子は恥ずかしくないのでしょう」と言うのです。「恥ずかしい」という感情は誰からも習った覚えもないのに、いつの間にか私たちの感情にはあります。

よく考えると、このような常識的な感情は、乳児期の、まだ言葉の意味もよくわからないころから、親の常識として教えられているのです。

たとえば、1歳前後の乳児がおむつを取り替えてもらうときに、下半身が自由になって、喜んで走り回ることがあります。そんなときに、母親は、「お尻を出していると恥ずかしいでしょ、早くおむつをつけないと」と言います。

子どもはまだ恥ずかしいという言葉の意味はわかっていませんが、戻ってきて、おむつをつけてもらいます。このころから恥ずかしいということを学習し始めているのです。ところが、自閉症の子の場合は、そのころはまったく親の言うことなど耳に入っていないのです。

また、他人に言うべきことではないことや、言い方をもっと穏やかにするべきところを、ずばりと、歯に衣着せぬ言い方をするため、他人から嫌われることがあり、いくら注意しても直らないで困っている人がいます。

【対策について】

この問題は、第一に本人は悪気がなく、相手に悪い印象を与えていることに気がついていないことにあります。第二は思っていることが、ぱっと、口に出てしまうことです。

まずは、自分が言われたらどう思うかと、聞いてみるのですが、大概は「いやだ」と言います。それでは他人にもそういうことは言わないように気をつけようねと、反省させるのですが、なかなかうまく変わってくれません。

ある能力的には高い小学校4年生の女の子が、相手が傷つくような言い方を平気でするということで、担任教師から注意を受けました。その教師は気がついたときには言い聞かせているのに、なかなか改善しません。頭はいいので、話をすればわかるはずです。相手が傷つくようなことを言ってしまった後で、根気よく話をしているうちに、最近ではそんなこともなくなり、友だちもできて問題は改善されているようです。今は中学生になりました。

　この問題も非常にむずかしく、生活習慣的なところもありますので、叱るのではなく、そのつど、言い聞かせて態度の改善を求めていくしかないと思っています。

発達の遅れは取り戻せるか

　抽象能力の発達の伸びは非常に難しい問題ですが、生活能力などの遅れは、緊張がとれれば、じょじょに伸び始めます。どの子も発達しない子などいません。しかし、遅れを取り戻すということは、一般の子に追いつくことではありません。

　たとえば、皆が時速１００キロメーターで走っているとしましょう。その中で、ある自閉症の子は漢方を飲むまでは、自分勝手なことばかりしていて、ほとんど進んでいなかったとしましょう。

　その子が漢方を飲むようになって、脳の緊張がとれ、落ち着いてきたときに、まわりを見てみると、ほかの子たちはどんどん先を走っています。あわてて後を追って走りはじめたとしても、時速１００キロメーターで走ったのでは、その差は縮まることはありません。

もしも時速150キロメーターで走れば追いつくでしょうが、それだけの潜在能力を持っている子はめったにいるものではありません。私のところでも、学業で追いついた子は3〜4人しかいません。

ただし、社会においては、後からきても、確実に進んでいれば、必ず、皆が進んだところを通るはずですから、環境が整ってさえいれば、皆と同じ経験を通して学習することができます。

現在、私のところで漢方治療で改善した自閉症の人が企業で働いている例がありますが、仕事面での問題はないとのことです。ただし、抽象能力の伸びが障害されているため、先に述べた、コップの例のように、われわれにとっては何でもないことが理解できないということがあります。

この問題は、日常茶飯事のことですから、なぜわからないのかが、こちらのほうがわからないということが、しばしば起こります。

たとえば、一般の人にとっては、「もうちょっと右上」などという言葉が、そんなに抽象性の高い言葉であるとは考えたこともありませんが、彼らにとっては理解できないので

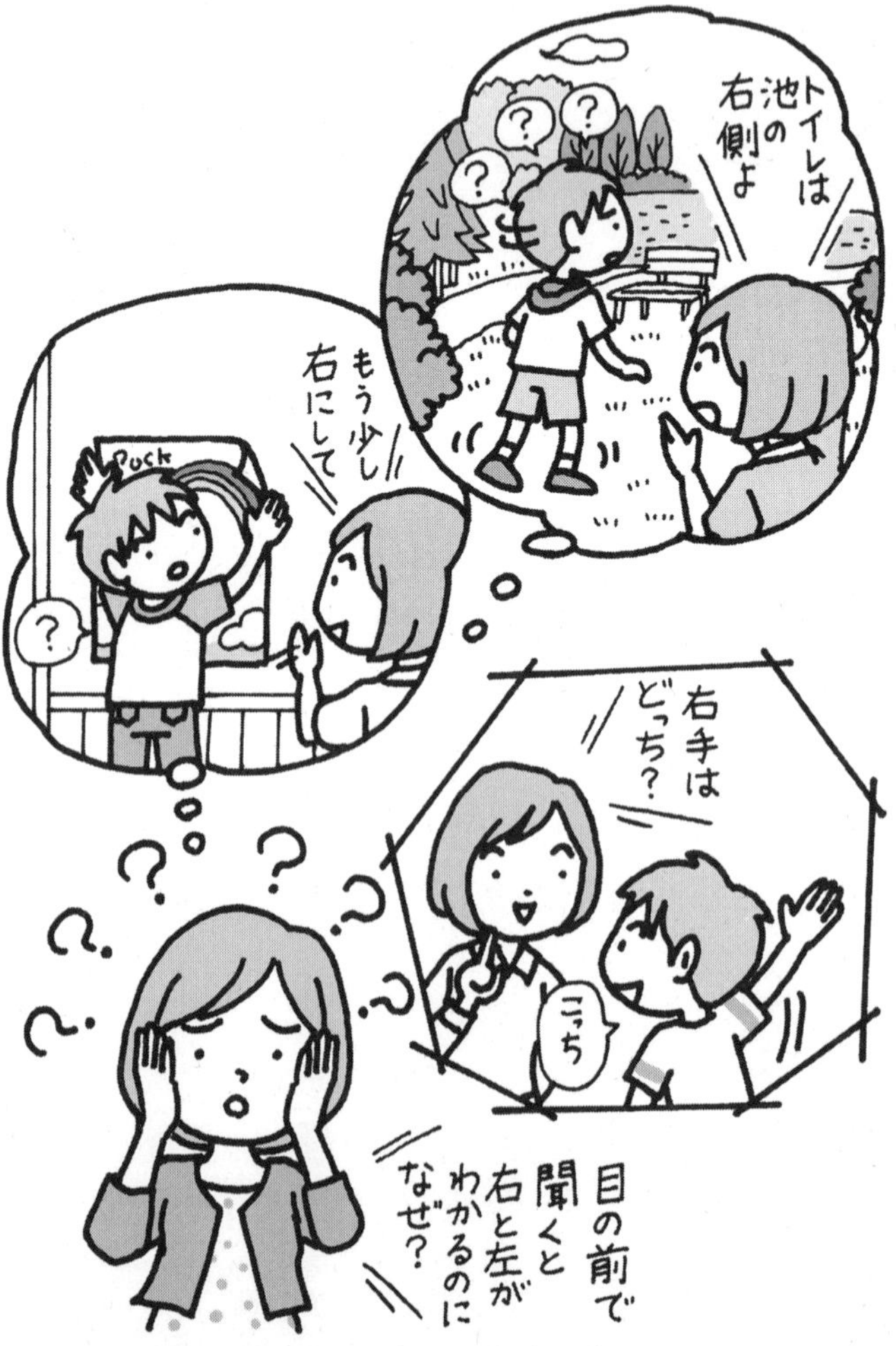

トイレは池の右側よ
もう少し右にして
右手はどっち？
こっち
目の前で聞くと右と左がわかるのになぜ？

図7　右はどっちと聞けばわかるのに……

す。

これは彼らの能力に限界があることを示しているので、その場で具体的に、「ここ」と教えるしかありません。

ある高機能自閉症の46歳の女性は、毎日電車で通勤しています。その駅には2ヵ所の改札口があり、彼女はいつもは右側の改札口を使っています。あるとき、母親とその駅で待ち合わせをすることになりました。母親は彼女が右側の改札口を使っていることを知っているので、彼女に右側の改札口を出たところで待っているように、と言いました。

ところが母親の質問が彼女には理解できません。「右はどっち」と聞くと、右手を出して「こっち」と言います。それでいて、右側の改札口はわからないのです。さんざん苦労したあげく、「いつもあなたが通っている改札口」と言って、やっとわかったというのです。

母親は自分のレベルの言葉でやさしく説明しているつもりだったのですが、それはすべて抽象的な言葉を使っていたので、彼女には理解できなかったのです。最後に、彼女の数年にわたる具体的経験を通した説明で、理解できたのです。

このことは、ほとんど日常的なことは普通にわかっていると思えるような人、アスペルガー症候群とか高機能自閉症と言われる人とは、注意してつきあう必要があることを示唆しています。私もつい普通にこちらのレベルで話をしていて、後で突然足を払われたような、ショックを受けたことが何度もありました。大変むずかしい問題です。

これらの問題は薬による改善はむずかしいのです。私たちにとっては、日常的で普通なことは小さいときから、いつのまにか学習しているものです。一方、自閉症の子は生まれたときから始まる社会学習を吸収することができなかったのです。したがって、できるだけ早くから漢方によって、社会学習を取り込む態度がとれるようにすることが必要であり、療育を並行して行い、社会適応能力を伸ばしていくことが望まれます。

コラム

神経遮断剤と漢方の可能性

外界の情報は受容器（感覚器官）から感覚神経を通って脳に送られます。これを受け取った脳は、コンピュータと同じ原理で判断して、その対応を運動神経または自律神経を通して、効果器（手、足、発声または胃腸など）に伝達して行動を起こさせます。そのとき、脳から効果器までを一本の神経で伝達するのではなくて、何ヵ所かの中継地点があって、次の神経へ伝達されていきます。その場所を「シナプス」、伝達に使う物質を「神経伝達物質」と言って、「ノルアドレナリン」「セロトニン」「ドーパミン」などが知られています。

脳が強い反応を示して、強い命令を発信したとすると、これらの神経伝達物質が増えるので、その量を減らすように働くのが神経遮断剤です。

たとえば、自閉症の人の強い緊張によく用いられる精神安定剤の薬理作用をみますと、「リスペリドン（製品名リスパダール）」では抗ドーパミン、抗セロトニン作用などがあり、「ハロペリドール（製品名セレネース）」ではドーパミン、ノルアドレナリン作動系に対する抑制作用、「プロペリシアジン（製品名ニューレプチル）」では抗ドーパミン、抗ノルアドレナリン作用があります。

これらの精神安定剤は脳から発せられた命令を中継地点でおさえて、効果器には命令を弱めて伝える作用をしています。軍隊でいえば、司令部では「大砲をぶっぱなせ」と命令を出しているのに、途中の指揮官が「小銃の攻撃にしとけ」と言っているようなもので、戦況は縮小しているように見えても、司令部の考えは変わっていないのです。現在、使われている精神安定剤の大部分が、このような（命令を弱めるが中止はしない）薬なのですから、司令部のほうは相変わらず激しい戦闘を続ける考えを変えていないのと同じです。したがって、漢方でいう「本治《ほんち》」（根本的に改善すること）は得られていない、自閉症を治す薬はないということになります。

私は漢方を自閉症の人に使いはじめて20年になりますが、その変化を見ていると、本治のほうへ向かっているように思えます。ただし、新薬のように作用メカニズムが解明されていないところが、弱いところです。しかし最近、理論一辺倒ではなくて、エビデンス（根拠、証拠。つまり理屈ではなく、現実に効果があること）にもとづく治療ということが見直されつつありますので、漢方もますます復権してくるであろうと思っています。

おわりに

この本をお読みになった皆さんの中には、今まで説明や指導を受けてきた内容とは、かなり違うことに、とまどいを感じている方も多いと思います。

私にこのようなことが書けたのは、漢方を発見してからのことです。私は臨床医ですので、原因を探すよりも、自閉症の人に何らかの改善をもたらす薬はないかという研究を続けてきました。その結果、大柴胡湯を発見し、その効果と子どもの変化を20年間見続けてきました。そして本書に書かれたことが明らかになってきたのです。

その効果は明らかに自閉症の人が改善する方向へと変化していると思うのですが、一開業医である現在の私にとっては、薬の効果判定の手順の問題があって、学会発表の能力がありません。

将来、自閉症の子を持つ親や自閉症の人にかかわる人たちによって、この治療法が広まることを期待しております。

飯田　誠（いいだ・まこと）

1956年、日本医科大学卒業。医学博士。1986年より飯田医院院長。

1961～1986年、国立精神・神経センター（現 国立精神・神経医療研究センター）・精神保健研究所精神薄弱部主任研究官、1976～1986年、国立国府台病院（現 国立国際医療研究センター国府台病院）児童精神科併任。医療法人多摩中央病院児童精神科医長を経て、現在、医療法人清和会中山病院非常勤職員。

1969年より養護学校校医、各種知的障害者支援施設嘱託、就学指導委員など歴任。

社会福祉法人春寿会「八幡学園」園医をはじめ各種施設嘱託は現在も続けている。主な著書に『ダウン症候群』（小鳩会）、『精神薄弱医学』（医学書院）、『ちえ遅れのこころの問題事典』（学研）など。

【飯田医院ＨＰ】http://www.iida-neurological-clinic.biz

中川信子（なかがわ・のぶこ）〈推薦のことば〉
言語聴覚士（ＳＴ：Speech-Language-Hearing Therapist）、子どもの発達支援を考えるＳＴの会代表。
東京大学教育学部、国立聴力言語障害センター附属聴能言語専門職員養成所（現　国立障害者リハビリテーションセンター学院）を卒業。神奈川県総合リハビリテーションセンター、調布市あゆみ学園などを経て、現在は東京都の狛江市と調布市でことばの遅れの相談・指導に携わっているほか、講演・執筆活動などを行っている。ことばの遅れに関する書籍を多数執筆しており、近著に『発達障害とことばの相談』（小学館）、監修書に『ことばの遅れのすべてがわかる本』（講談社）など。

健康ライブラリー

自閉症《じへいしょう》は漢方《かんぽう》でよくなる！

二〇一〇年一〇月二〇日　第一刷発行

著者　飯田《いいだ》　誠《まこと》
発行者　鈴木　哲
発行所　株式会社講談社
郵便番号一一二―八〇〇一
東京都文京区音羽二―一二―二一
電話番号　出版部　〇三―五三九五―三五六〇
販売部　〇三―五三九五―三六二五
業務部　〇三―五三九五―三六一五
印刷所　慶昌堂印刷株式会社
製本所　株式会社若林製本工場

N.D.C.493　194p　20cm

定価はカバーに表示してあります。

ISBN978-4-06-259655-8

【講談社　健康ライブラリー　イラスト版】

ＬＤ（学習障害）のすべてがわかる本

監修　上野一彦
東京学芸大学名誉教授

読み・書き・算数が苦手な子どもたち。今までの教育では落ちこぼれ、とり残されてきたが、特別支援教育導入で指導法が大きく変わった。本書は基礎知識から学校・家庭での対応法まで図解でわかる初のＬＤ入門書。

1260円

知的障害のことがよくわかる本

監修　有馬正高
東京都立東部療育センター院長

知的障害の子どもとどのように接して、むきあえばよいか。本書は知的障害の原因や特徴から社会支援の利用の仕方まで、イラストでやさしく解説する。知的障害への理解を深めることで不安を解消できる一冊。

1260円

不登校・ひきこもりの心がわかる本

監修　磯部　潮
いそべクリニック院長

一〇〇万人以上が悩んでいるといわれる不登校・ひきこもり。どうして外に出られないのか？　本人は何を悩んでいるのか？　子どもの心理状態をイラスト図解。八方塞がりの現状から抜け出すヒントが満載の一冊。

1260円

アスペルガー症候群・高機能自閉症の子どもを育てる本　学校編

監修　佐々木正美
川崎医療福祉大学特任教授

アスペルガー症候群の子の多くが学校生活に強いストレスを感じている。本書では科目ごとの教え方のポイントから係や当番の対応まで、学校生活の様々なシーンでのアドバイスを満載。教育現場で役立つ必読書。

1260円

家庭編　アスペルガー症候群・高機能自閉症の子どもを育てる本

監修　佐々木正美
川崎医療福祉大学特任教授

家事手伝い、言葉づかい、食事マナーなど身につけたい生活習慣と注意点を豊富なイラストで解説します。さらに誤解を受けやすい感覚面のこだわり、外出先でのトラブル、パニック行動についても対応策を紹介。

1260円

定価は税込（５％）です。定価は変更することがあります。